Warum hast du Depressionen? Wie lange hast du sie schon? Und was waren die Auslöser dafür? Was machst du jetzt dagegen? All dies sind Fragen, die ich gestellt bekommen habe bzw. die ich mir auch selber stelle. Bin ich allein an allem schuld oder trägt jemand seinen Teil noch dazu bei und wenn ja wer? Bei manchen Menschen stoße ich mit der Krankheit auf Unverständnis, ich bekomme dann Kommentare wie diese zu hören: „Stell dich nicht so an", „du übertreibst doch völlig", „du Spinner". Doch in Wirklichkeit wissen die meisten nicht einmal, was Depressionen wirklich sind. Zumindest, glauben sie es zu wissen, doch oft sind das nur falsche Vorurteile. Bei einer Depression handelt es sich im medizinischen Sinne um eine ernste psychiatrische Erkrankung, deren Symptome sich der Beeinflussung durch reine Willenskraft entziehen. Es ist eine Stoffwechselerkrankung im Gehirn. Sollte sie einmal diagnostiziert werden, wäre eine schnelle Behandlung ratsam. Man sollte die Auslöser durch Therapien ausfindig machen, überlegen, wo sie herkommen und sie regulieren, sowie die Probleme lösen und versuchen, die negativen Gedanken und die negativen Handlungen zu lindern bzw. im besten Falle zu stoppen. Dies ist ein harter Weg und fordert Disziplin, denn

Depressionen kommen nicht von heute auf Morgen, geschweige denn sind sie schnell wieder geheilt. Es ist ein langer Prozess, der viel Zeit in Anspruch nimmt. In meinem Buch „Auf der Suche nach mir selbst" erkläre ich, wie es bei mir zu diesem Zustand kam. Ich erzähle, was in meiner Jugend alles passiert ist bzw. was dazu geführt hat, dass ich knapp 4 Monate in der Psychiatrie behandelt wurde und was ich mit meinen Handlungen alles ausgelöst habe. Ich versuche meinen Freunden, Bekannten und Verwandten nahe zu bringen, was in einem Menschen wie mir vor sich geht, dass man mit Depressionen nicht spaßen sollte und dass alles nicht so ist, wie es im ersten Moment scheint. Von außen war immer alles in Ordnung, doch tief im Herzen und in der Seele war ich kaputt. Ich möchte mit dem Buch den Menschen nahe bringen, dass eine Depression eine ganz normale, jedoch sehr ernstzunehmende Krankheit ist. Ich schrieb das Buch nicht nur als Aufklärung für die Menschen, sondern auch, weil es mir half, meine Erlebnisse besser verarbeiten zu können, in der Hoffnung, später einmal komplett neu anfangen zu können und mit allem abzuschließen. Ich möchte mit dem Buch erreichen, dass man mehr Toleranz für die Krankheit bekommt und man sich besser in unsere Lebensverhältnisse hineinversetzen kann. Zudem möchte ich das

„Tabuthema" etwas lockern und allen Betroffenen helfen, ihnen Mut geben und sie unterstützen.

Der harte Weg von Anfang an, was ich tat, um alles zu ändern und dass es in der Therapie auch mal bergab gehen kann, man sich aber dennoch nicht fallen lassen sollte – all das möchte ich schildern. Vielleicht erkennt ihr euch in meinen Erfahrungen wieder und ich kann euch helfen, einen weiteren Schritt nach vorne zu gehen.

Kapitel 1

An Depressionen leide ich nicht erst seit einigen Wochen. Als ich 16 Jahre alt war, wurde ich bereits gegen Depressionen medikamentös behandelt. Eine therapeutische Behandlung nahm ich aber nicht in Angriff. Erst mit 18 habe ich mich therapieren lassen und zwar gegen Angstzustände. Auslöser für die Depression war die Trennung meiner ersten Beziehung, die ich nicht verkraftet hatte. Wir waren 2 ½ Jahre zusammen. Von meinem 13. Lebensjahr bis zur Mitte des 15ten.. Daraufhin bin ich dann abgerutscht und hatte sowohl mein Leben als auch meinen Körper nicht mehr unter Kontrolle.

Ich fing an, regelmäßig Alkohol zu konsumieren. Anfangs erst an Wochenenden und kurze Zeit später dann auch unter der Woche. In diesem Zustand ging ich dann auch zur Schule und riskierte meinen Realschulabschluss zu verlieren. Damals war mir nicht bewusst, dass ich vieles aufs Spiel setzte. Ich lief zwei Mal von zu Hause davon und habe meiner Mutter viel Kummer bereitet. Als ich merkte, dass Alkohol meine Probleme nicht wirklich löste, sondern nur den Schmerz für kurze Zeit verdrängte, fing ich an, mich selbst zu verletzen. Ich ritzte mir mit einem Messer die Unterarme auf. Doch auch dieses Handeln drängte meinen seelischen Schmerz noch tiefer in mein Herz und dieser wurde nur schlimmer. Deswegen versuchte ich alles, damit der Schmerz aufhörte. Ich hatte keine Motivation mehr gehabt zu leben – geschweige denn die Kraft dazu. Es sollte einfach enden. Zu diesem Zeitpunkt bekam ich Betablocker gegen meine Migräne als Prophylaxe. Ich wusste, dass Betablocker ein Medikament fürs Herz sind. Also las ich mir die Packungsbeilage durch und erfuhr, dass eine Überdosierung zum Herzstillstand führen kann. Ich schluckte die ganze Packung und legte mich abends ins Bett, mit der Hoffnung, abends einzuschlafen und morgens nicht mehr aufzuwachen. Es wäre ein schmerzloser Tod gewesen. Letztendlich hat es nicht viel gebracht. Die Wirkung der Tabletten war so negativ wie die meiner Gefühle. Mein Körper hat die Tabletten abgestoßen und ich bekam Magenbeschwerden mit dem vollen Programm. Mein Körper hat dementsprechend reagiert. Meiner Mutter habe ich nie etwas über mein Wohlbefinden erzählt. Dementsprechend hat sie sich keine Gedanken darüber gemacht, warum ich mich übergab. Sie half mir ins Badezimmer und anschließend wieder zurück ins Schlafzimmer. Am nächsten Morgen ging es mir körperlich sowie psychisch schlimmer als je zuvor. Ich fühlte mich, als hätte man mir den Boden unter den

Füßen weggerissen; das Ziel, das so nah geschienen hatte, war plötzlich meilenweit entfernt.

Ich hatte meiner Mutter nie etwas über meine Probleme sowie Gefühle erzählt, da es immer öfters zu Stresssituationen kam und ich der Meinung war, es ginge sie nichts an. Lieber wollte ich von der ganzen Problematik weglaufen, denn ich war mitten in der Pubertät und alles was ich wollte war, mein Leben gegen ein Besseres auszutauschen, egal in welcher Form. Ich versuchte mich ein zweites Mal umzubringen, indem ich mir die Pulsadern aufschneiden wollte. Doch ich hatte Glück im Unglück, da es nicht funktionierte und die Schnittwunden nicht ganz so stark am Bluten waren. Ich hatte eingesehen, dass die Suizidversuche keine Lösung waren und habe es bei zwei Versuchen belassen. Es half einen kurzen Moment, den seelischen Schmerz zu vergessen, aber im Nachhinein wurde das Leid nur noch schlimmer. Wunden entstanden und Narben blieben – sowie im Geiste als auch auf der Haut.

Damals dachte ich, ich hätte allen Grund dazu, denn schon mehrmals wurde ich in der Schule gemobbt und hatte zu viel „Pech" im Leben, aufgrund von Fehltritten, die ich heute bereue. Mein Selbstbewusstsein war sehr gekränkt und es war ein langer Weg, es wieder aufzubauen. Ich hatte viele Freunde, die mir zur Seite standen und geholfen haben das Erfahrene zu verarbeiten. Wenige Monate später nahm ich es in Angriff, meinen damaligen Allgemeinmediziner aufzusuchen und ich ließ mir Antidepressiva verschreiben. Ich bekam insgesamt 100mg – morgens und abends jeweils 50mg. Das Präparat half mir, mit allen Situationen klar zu kommen und einen geregelten Tagesablauf zu führen. Nach einem Jahr erfolgreicher Behandlung setzte ich das Medikament, ohne ärztliche Absprache, ab. Ich war 17 Jahre alt, bereits in meinem zweiten Ausbildungsjahr als Fachkraft für Senioren und Menschen mit körperlicher sowie geistiger Behinderung, und alles schien perfekt zu sein, wenn da nicht das Ereignis kurz nach meinem Geburtstag gekommen wäre.

Meine Mutter war aus beruflichen Gründen in Ost-Bayern gewesen. Es passierte an einem normalen Freitagmorgen. Ich ging nichtsahnend zur Schule und freute mich, dass die zwei letzten Stunden entfielen. Da draußen schönes Wetter war, entschloss ich mich zu Fuß nach Hause zu gehen. Zuhause angekommen realisierte ich erst mal nicht, was ich sah. In unserem Haus war eingebrochen worden. Die ganzen 100 m² waren auf den Kopf gestellt, die Türen aller Schränke waren offen. Im Wohnzimmer, im Esszimmer, in der Küche, Diele und im Schlafzimmer. Die Einbrecher nahmen einige Wertgegenstände mit, wie z.B. mein Netbook, Ladekabel, und -zig originale Musik-CDs, etc. Wie die Polizei mir mitteilte, waren es mehrere Jugendliche, die man als Profis bezeichnen kann. Sie schnitten die Fensterscheibe mit einem Glasschneider auf, nachdem sie versucht hatten, sie mit einem Backstein einzuschlagen. Die Beamten erzählten mir, man müsse mich über mehrere Wochen hinweg beobachtet haben, sodass sie wussten, um wie viel Uhr ich zur Schule ging und wann ich wieder zurück kam, und dass meine Mutter nie zu Hause ist und ich alleine in dem Haus bin. Ich glaubte mit der Situation zurecht zu kommen, doch das war nicht der Fall. Allein der Gedanke, man wird, bei allem was man macht, beobachtet und dass man im Prinzip doch nicht alleine ist, war sehr beängstigend, vor allem, wenn es sich um eine Zeitspanne von mehreren Wochen handelt.

Ich konnte nachts nicht schlafen und das für viele Wochen und Monate. Ich hatte Schlafstörungen und bekam Angstzustände. Bei jedem noch so kleinen Geräusch zuckte ich zusammen und bekam Schweißausbrüche. Ich vermied es, nachts im Dunkeln alleine das Haus zu verlassen. Ein Jahr später, mit

18, beschloss ich dann mit der Hilfe meiner besten Freundin zu einem Psychologen für Verhaltenstherapie zu gehen und mir Hilfe zu suchen. Dieser zeigte mir Übungen, wie ich meine Angst besser kontrollieren konnte, um mit allem klar zu kommen. Die wöchentlichen Gespräche halfen mir sehr, sodass ich keine Angst mehr hatte und meine Therapie erfolgreich nach einem Jahr, mit 19, beendete. Nun hatte ich wieder genügend Energie geschöpft, um mich der Außenwelt zu stellen und traf mich mit Freunden und Bekannten. Nicht nur das Verhältnis zu meinen Freunden wurde besser, sondern auch das zu meiner Mutter, auch wenn sie nicht immer verstand, was mit mir los war und wie ich mich fühlte. Zudem gab es weder Streit noch Stress und aus der Pubertät war ich auch draußen. Seitdem hatte ich ein recht unbeschwertes Leben. Dennoch hatte ich einige Hoch- und Tiefpunkte und es gab Zeitpunkte, in denen ich einfach keine Lust mehr hatte zu leben. Doch ich wusste, dass die Handlungen und das Geschehene von damals keine Lösung gewesen sind und ich meinen Körper nie wieder in diesen Zustand zurück versetzen möchte bzw. werde. Mittlerweile sind einige Wochen, Monate und Jahre vergangen. Ich bin Mitte 19 und lasse mich erneut gegen Depressionen behandeln. Dieses Mal nicht nur mit Medikamenten, nein, sondern auch mit zahlreichen Therapieangeboten in einer evangelischen Klinik, einer Psychiatrie hier in meinem Ort. Jedoch gibt es Momente, in denen man einfach nur das Bedürfnis hat, sich selbst verletzen zu wollen. Denn in dem Moment, wo man sich verletzt, werden Impulse ausgelöst, welche den üblichen Schmerz übertreffen und man dadurch für einen kurzen Moment alles andere vergessen kann. Ist das krank? Wahrscheinlich schon...

Kapitel 2

Schon lange mache ich mir Gedanken darüber, wer ich bin, was ich bin, wo ich hin gehöre, und welche Funktion ich als Mensch auf dieser Welt überhaupt habe. Wenn man mich fragen würde, dann könnte selbst ich keine klare Antwort geben. Ich habe mich noch nicht gefunden. Ich würde sagen, ich bin auf der Suche nach mir selbst. Ich weiß nicht, wo ich suchen soll, oder ob ich mich finden lassen soll und wenn ja, wie lange soll ich warten? Ich kann nicht einmal meinen Charakter beschreiben. In meinem Kopf befindet sich ein ungelöstes Puzzle mit vielen durcheinander liegenden Puzzleteilen, die erst einmal vernünftig sortiert werden müssen. Schon lange denke ich darüber nach, wie es aussehen könnte, wenn das Puzzle gelöst ist. Ergibt das Bild einen Sinn? Welches Motiv ist zu sehen? Gibt es überhaupt ein Motiv, oder sind es nur wirre Bilder?

Ich kann nur Vermutungen aufstellen, welche Päckchen einen Teil zu meinem Zustand beitragen. Ich bin mir jedoch nicht sicher, ob es die richtigen Päckchen sind. Ich weiß nur, dass es einige in meinem Leben sind. Jeder Mensch hat auf irgendeine Art und Weise sein Päckchen zu tragen, so auch ich. Ich hatte immer ein geringes Selbstwertgefühl wie auch Selbstbewusstsein gehabt. Ich wurde häufig gemobbt und fühlte mich oftmals sehr traurig und alleine.

Kontakt hatte ich weder zu meinem Vater noch zu meiner Schwester. Nur meine Mutter war da, und mit ihr habe ich mich öfters mal gestritten, ich bin abgehauen und habe ihr viele Sorgen bereitet. Die vielen Beziehungsprobleme und der Verlust geliebter Menschen, egal ob Familienmitglieder, Freunde oder Partner, lösten Verlustängste in mir aus. Ich habe es nie wirklich verkraftet, wenn eine Person, die mir sehr viel bedeutet hat, auf einmal gehen wollte. Kurze Zeit später hatte ich das Bedürfnis nach körperlichem Schmerz, um den seelischen zu verringern. Ich fing an mich zu ritzen und hatte Sehnsucht nach dem Tod gehabt, dadurch stieg die Gefahr mich umzubringen umso mehr, vor allem nachdem ich es mehrmals versuchte. Ich war verzweifelt und wusste nicht, wie ich handeln sollte. Ein Mensch vieler Worte war ich nie gewesen. Ich habe nie über meine Probleme und Sorgen geredet und habe immer alles in mich hineingestopft. Selbst, nachdem ich diesbezüglich im Krankenhaus lag. Man kann sich das wie einen Vulkan vorstellen. Die ganzen Sorgen und Probleme gehen immer in die Seele rein, solange, bis die Kapazität zu voll ist und dann alles explodiert und raus will. Das ist dann eine Situation, in der man überfordert ist und sich nicht anders zu helfen weiß. Man bekommt Depressionen und wird irgendwann in die Psychiatrie eingeliefert. Ich denke, all diese Puzzleteile und Dinge tragen dazu bei, dass ich jetzt an dem Punkt angekommen bin, wo ich jetzt stehe. Alles hat seinen Sinn und passiert nicht ohne Grund. Nun, wo meine Krankheit behandelt wird, kann ich den Schritt für einen Neuanfang wagen und alles im Leben anders machen. Die Frage, wer ich bin, was ich bin, wo ich hingehöre und welche Funktion ich habe, bleibt dennoch offen. Doch ich bin mir sicher, im Laufe meines Lebens bekomme ich Antworten auf all meine Fragen.

Kapitel 3

„Wenn Sie nicht freiwillig zu uns in die Behandlung kommen, dann lasse ich Sie zwangseinweisen und dann sofort in die Geschlossene!" Das waren die Worte einer Ärztin in der Aufnahme. Im Prinzip war ich schon freiwillig dort – ich wollte mich ja informieren – aber so hatte ich das anfangs alles nicht geplant gehabt, geschweige denn mir vorstellen können. Ein paar Wochen zuvor habe ich mit einem Arzt der Klinik telefoniert und er sagte mir folgendes: „Frau Philina Eli, Sie sind erwachsen, volljährig und können selbst entscheiden, ob Sie sich bei uns behandeln lassen wollen oder nicht. Wenn es Ihnen hier nicht gefällt, können Sie jederzeit wieder gehen. Es liegt ganz bei Ihnen!" Ich hatte viele Gespräche mit meiner Lehrerin für Gesundheitswissenschaften gehabt. Sie gab mir den entscheidenden Mut, sodass ich zu meinem Arzt für Innere Medizin ging. Auch er sprach mir Mut zu und empfahl mir eine Behandlung, entweder im psychotherapeutischen bzw. psychologischen oder psychiatrischen Bereich. Am besten wäre jedoch eine psychiatrische Behandlung.

Er gab mir eine Einweisung für eine Klinik hier in der Stadt. Die Klinik hat mehrere Fachkrankenhäuser für psychische Erkrankungen. Doch was sollte ich sagen?

Ich wusste, dass ich Hilfe benötigte, aber dass ich mich sofort in Behandlung begeben sollte, hat mich geschockt, denn, so war das mit dem Arzt am Telefon nicht abgesprochen gewesen. Wenn ich im Nachhinein darüber nachdenke, dann bin ich ganz froh darüber, hier zu sein. Ich sprach mit der Ärztin und sie bat mich und meine Lehrerin, auf eine offene Station zu gehen. Ich war froh, dass mich meine Lehrerin begleitet hat, denn ohne sie hätte ich das nicht geschafft. Ich hätte mich nicht einmal getraut zu meinem Internisten zu gehen. Ich konnte von Glück reden, dass ich diesen Weg nicht alleine gehen musste. Sie begleitete mich vom Anfang bis zum Ende. Oben im vierten Stock angekommen, hatte ich sofort ein Gespräch mit einem jungen, gutaussehenden Arzt, einer Psychotherapeutin und einer Krankenschwester. Der Arzt stellte die gleiche Diagnose wie mein Arzt, fertigte eine Anamnese meines Krankheitsbildes und untersuchte mich von Kopf bis Fuß. An diesem ersten Abend hatte ich zahlreiche Gespräche mit allerlei Personen. Ich war zu aufgewühlt, um mir merken zu können, mit wem ich gesprochen hatte und wie viele es waren.

Es ist Donnerstag. Um genauer zu sein, ist es der 14.3.2013. Dies ist der Tag meiner Einweisung gewesen. Aufgrund der Überfüllung mit Patienten, kam ich in einem Gruppenraum mit drei Betten unter. Dies hat mich anfangs sehr wenig begeistert, doch mit der Zeit wurde es recht angenehm, da ich erfuhr, dass ich das einzige Zimmer mit einem Fernsehgerät hatte. Ich war guter Hoffnung, dass ich schnell wieder heraus kam, denn laut dem Arzt sollte es ein Aufenthalt von nur zwei Wochen sein. Mit der Zeit merkte ich, dass es weit mehr als nur zwei Wochen werden würde, also wartete ich ab. Meinen ersten Abend habe ich die ganze Zeit im Zimmer auf dem Bett verbracht. Ich habe sehr viel geweint – um genau zu sein, die ganze Nacht. Ich wollte die Realität nicht wahrhaben und sie wegdrängen. Ich hatte keinen Hunger auf das Abendessen, obwohl sie es mir extra noch nachbestellt hatten. Immer, wenn ich einen Tiefpunkt hatte, habe ich nichts gegessen. Es war so schlimm, dass ich mit Untergewicht eingeliefert wurde. Der Arzt versprach mir, dass ich mir hier keine Sorgen machen brauchte, denn zunehmen würde ich auf alle Fälle. Die Krankenpfleger und Schwestern waren alle sehr nett, sympathisch und verständnisvoll. Mir wurden eine Psychotherapeutin und eine Bezugsperson zugeteilt. An die könne ich mich jederzeit wenden, wenn ich Fragen habe oder es mir nicht gut geht. Die anderen Pfleger/innen wären auch jederzeit für mich da. Als ich abends im Bett lag und schlafen wollte, fesselten mich meine Gedanken. Bin ich wirklich so stark an

Depressionen erkrankt, dass ich wirklich hier bin? Ist das alles nur ein Traum oder wirklich die Realität? Wie sieht meine Zukunft aus? Wann komme ich raus? All diese Fragen schwirrten in meinem Kopf herum. Ich ließ mir eine halbe Schlaftablette geben, in der Hoffnung, ich könne schlafen...

Kapitel 4

Mit meiner Therapeutin besprach ich, welche Therapiemöglichkeiten ich habe bzw. welche überhaupt angeboten werden. Es gibt zahlreiche Angebote. Anfangs entschied ich mich für die Entspannungstherapie, die Ergotherapie und Sporttherapie. All diese Angebote ermöglichen es mir, mich zu entspannen, einfach abzuschalten, wenn ich aufgebracht bin und das Wichtigste ist, dass ich meine Gefühle zu kontrollieren verstehe und das in einer Notsituation einsetzen kann. Zudem kann ich meine Gefühle besser verarbeiten. Diese kann ich in manch einer Arbeit, die bei der Ergotherapie entsteht, zum Ausdruck bringen und bildlich darstellen. Die Therapien finden montags bis freitags, vormittags sowie nachmittags statt. Einige der Therapieangebote finden sogar zwei Mal die Woche statt. Am ersten Montag meines Aufenthaltes bin ich zum ersten Angebot gegangen, dies war die Entspannungstherapie um 13 Uhr.

Die Entspannungstherapie ist mit der progressiven Muskelentspannung Jacobsen zu vergleichen. Ich war ziemlich aufgeregt und hibbelig. Den Ablauf kann man sich wie eine Phantasiereise vorstellen. Man liegt auf einer Yogamatte und im Hintergrund läuft

Entspannungsmusik. Diese läuft circa 30 Minuten. Die Physiotherapeutin bzw. der Therapeut liest dann einen Text vor. Dieser Text besteht aus Übungen, mit denen man seinen eigenen Körper intensiver spürt und lernt, ihn manuell runter zu fahren oder in Stress- und Notsituationeneinzusetzen.

Die Sporttherapie ist ebenfalls hilfreich. Sport hat vielerlei Funktionen. Man kann seinen Gefühlen freien Lauf lassen und den Stress bei Spielen, wie z.B. Basketball, abbauen. Zudem lernt man auch, den Stress sowie die negativen Spannungen zu kontrollieren. Man weiß, wann man sie aus dem Körper lassen kann und wann nicht. Davon abgesehen ist Sport für den Körper, den Geist und die Seele sehr gut und hält ihn fit.

Nachmittags gehe ich dann meistens noch zum Gerätetraining. Dies findet in einer kleinen Halle statt. Dort stehen verschiedene Sportgeräte. Einige sind das Laufband, der Crosstrainer, ein Fahrrad usw. Man könnte sagen, es ist wie in einem kleinen Fitness Center. Auf dem Laufband kann ich mich sehr gut auspowern. Ich laufe sozusagen meine Sorgen weg und lasse überschüssige Energie frei. Bei der Ergotherapie kann man seiner Kreativität freien Lauf lassen. Es gibt viele Gestaltungsmöglichkeiten, die die Ergotherapie hergibt. Man kann mit Holz arbeiten, Perlenschmuck herstellen, Seidentücher bemalen oder färben, Acryl- sowie Ölmalerei auf Keilrahmen und vieles mehr.

Als erstes habe ich einen Korb aus Holz geflochten. Das hört sich im ersten Moment schwierig an, ist es aber nicht. Ich habe den Boden aus einer Holzplatte in einer ovalen Form ausgesägt und anschließend geschliffen, sodass man sich nicht mehr dran verletzen kann. Den Boden habe ich anschließend mit einer Folie beklebt. Darauf folgend habe ich mit einem Holzbohrer viele kleine Löcher am Rand gebohrt und anschließend die sogenannten Staken, die ich vorher in Wasser einweichen ließ, in die Löcher gesteckt. In der Zwischenzeit habe ich die Flechtfäden ebenfalls einweichen lassen. Dies macht man, damit die Fäden, die aus feinem Holz bestehen, nicht reißen, sondern sich besser biegen lassen. Nachdem die Fäden circa 3 Minuten im lauwarmen Wasser gelegen haben, kann man sie, bis zur gewünschten Höhe, mit den Staken verflechten. Diesen Korb habe ich meiner Mutter für ihre Stricksachen zu Ostern geschenkt.

Die zweite Idee war ein Armband aus Nylondraht und Perlen. Das Armband an sich ist mit den Perlen zusammen verflochten. Ich habe den Draht geflochten und die Perlen zwischen jeden Stepp in einem Zick-

Zack-Muster mit eingebunden. Dabei habe ich immer zwei gleichfarbige Perlen parallel gesetzt. Das Armband habe ich in einem Regenbogen – Stil angefertigt.

Mein drittes Projekt ist eine Leinwand – Projektion. Es ist ein Bild, das Ägypten zum Thema hat. Im Hintergrund sind Wüste mit Kamelen und die drei Cheops Pyramiden zu sehen. Dazu die Sonne, die gerade untergeht.

Zum Muttertag habe ich dann ein weiteres Bild gemalt. Da meine Mutter ein Elefanten-Fan ist, habe ich auf einem 20 x 20 cm breiten Keilrahmen einen Baby- Elefanten in Comic-Art angefertigt. Darüber hat sie sich sehr gefreut.

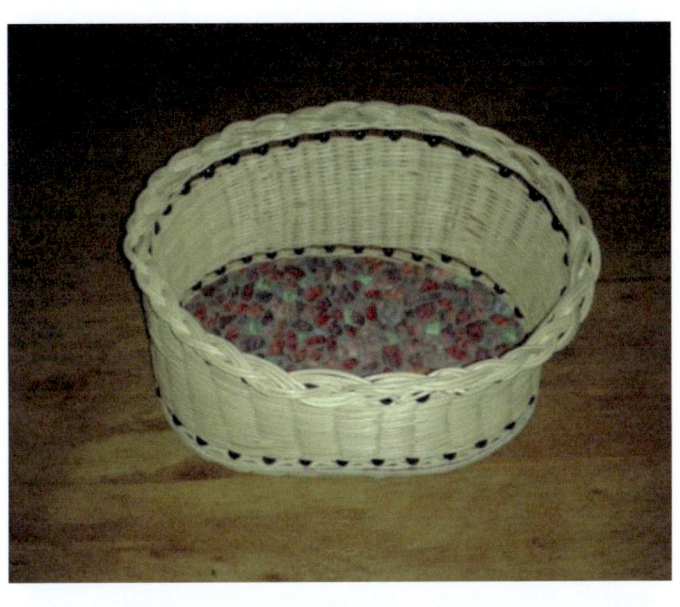

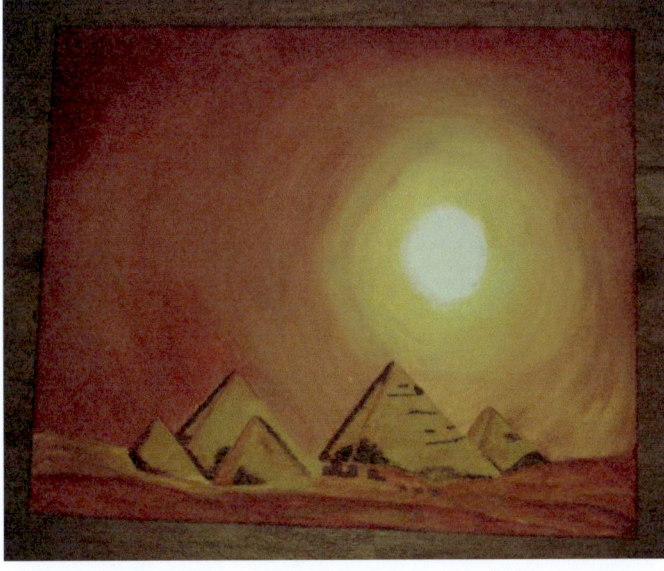

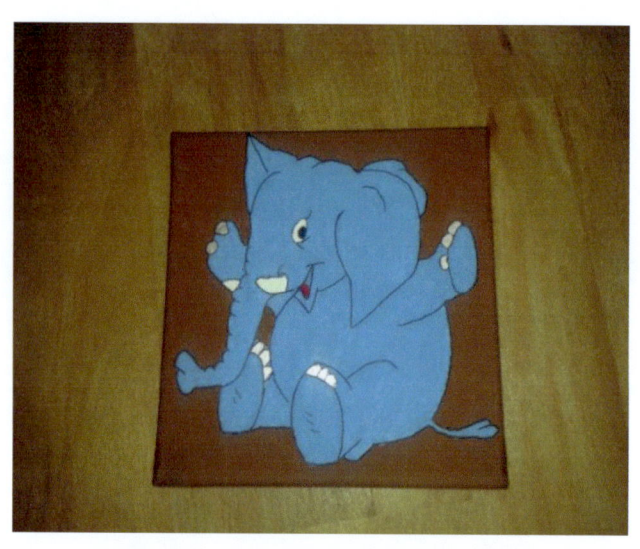

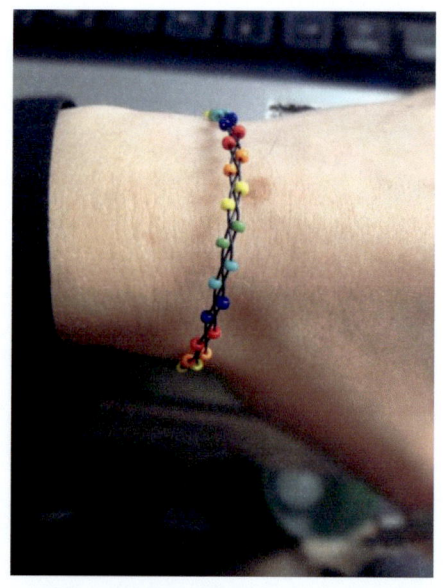

Im Laufe des Aufenthaltes bekam ich noch die Gestaltungstherapie. Die Ergotherapeutin schlägt uns ein Thema vor und wir haben circa 20 Minuten Zeit, uns zu diesem Thema etwas zu überlegen und es zeichnerisch bzw. malerisch auf Papier zu bringen. Anschließend sprechen wir mit allen darüber. Diese Art von Therapie ist sehr gut, da man das Geschehene nochmals Revue passieren lassen muss. Manchmal fällt es einem leicht, darüber etwas zu projizieren, aber manchmal auch nicht, denn wegen bestimmter und schlimmer Ereignisse kommen unangenehme Gefühle wieder hoch. Aber durch das darauffolgende Gespräch kann man das alles sehr gut verarbeiten. Alle entstandenen Bilder werden gesammelt und wenn man entlassen wird, schaut man sich alle Bilder noch mal an und überlegt, was sich alles verändert hat. Und wenn man möchte, darf man die Bilder auch mitnehmen. Nach einigen Wochen wurde bei mir die Fango-Massage gegen meine Nackenschmerzen bewilligt. Diese bekomme ich insgesamt sechs Mal – pro Woche eine. Die Massage ist sehr angenehm und entspannend. Manchmal schmerzt es auch etwas, aber im Nachhinein sind alle Muskeln gelockert und die

Schmerzen sind weg. Viel Bewegung darf natürlich nicht fehlen. Aus diesem Grund bin auch beim Stationssport. Dieser findet zwei Mal die Woche statt. Meistens sind wir zwischen vier und sechs Personen plus den Physiotherapeuten. Hauptsächlich spielen wir Mannschaftsspiele, wie zum Beispiel Badminton bzw. Federball oder Basketball. Das macht sehr viel Spaß. Im Sport kann ich mich sehr gut austoben und alles raus lassen. Wenn ich gute Laune habe, macht der Sport sogar am meisten Spaß. Beim Basketball gewinnt meistens das Team, in dem ich mit-spiele. Dann ziehen wir alle anderen ab. Das finde ich sehr lustig, da ich die kleinste von allen bin. Manchmal verlieren wir auch. Dann wollen wir immer eine Revanche. Seit ich in der Klinik behandelt werde, ist Basketball echt eine super Sportart für mich geworden. Anfangs konnte ich es mir nicht vorstellen, aber es motiviert mich am meisten und macht mich sehr ehrgeizig. Am Tag meiner Einweisung bekam ich einen Wochenplan, in dem meine Angebote notiert werden. So wissen ich und das Pflegepersonal immer, wann ich welche Therapie habe. Dort wird die Uhrzeit aller Termine rein geschrieben, ganz egal ob Therapien, wann die

Arztvisite ist oder allgemeine Formalien, wie z.B. Aufstehzeiten oder Frühstückszeiten etc.

Kapitel 5

Eine Belastungserprobung oder kurz BE ist ein zeitlich begrenzter Raum, in dem man außerhalb der Klinik etwas unternimmt. Man kann eine Tages- BE anmelden oder eine Übernachtungs- BE. Bei der Tages- BE muss man am selben Tag um 20 Uhr wieder zurück in der Klinik sein und bei der BE mit Übernachtung schon um 18 Uhr am darauffolgenden Tag. Man kann aber immer nur eine Übernachtung beantragen und nicht zwei hintereinander, es sei denn, dazwischen liegt eine Nacht in der Klinik. An meine erste BE hatte ich keine großen Erwartungen gehabt. Ich hatte jedoch gemischte Gefühle. Auf einer Seite habe ich mich gefreut, meine Mutter zu sehen und auf der anderen Seite hatte ich Angst, dass ich die ganze Situation nicht vertragen würde und ich einen Zusammenbruch erleide. Ich übernachtete von freitags auf samstags zuhause. Das Wetter war erstaunlich gut. Die Sonne schien und es war angenehm warm. Ich verbrachte mit meiner Mutter viel Zeit auf dem Balkon. Wir topften unsere Zimmerpflanzen um und ich habe in einem kleinen Gewächshaus Tomaten und Paprika eingesät. Auf meiner Fensterbank habe ich einen Weihnachtsstern stehen. Er ist schon knapp 2 Jahre alt, um genau zu sein 1 ½ Jahre. Ich habe ihn von meiner Oma zu meinem 18ten Geburtstag geschenkt bekommen, und aus diesem Grund bedeutet er mir sehr viel. Auch wenn sich das komisch anhört, aber an ihm sehe ich, ob es meiner Oma gut oder schlecht geht. Anschließend habe ich meine zwei Glücksbäumchen umgetopft. Dies sind zwei Ableger von dem Glücksbäumchen, das sich meine Mutter vorletztes Jahr kaufte. Die Paprika- und Tomatensamen sind aus einer kleinen Packung aus dem Supermarkt. Keimzeit sind circa 2 Wochen bei den Tomaten und 3-4 Wochen bei den Paprikas. Meine Mutter hat extra mehrere Gewächshäuser gekauft. Nach dem Säen habe ich sie erstmals in mein Zimmer gestellt, weil es dort warm war und sie dort schön keimen konnten. Am darauffolgenden Tag habe ich nicht viel getan. Ich habe die gemeinsame Zeit mit meiner Mutter genossen. Wir kochten und aßen zusammen und ließen den ersten Abend ruhig ausklingen. Am nächsten Tag gegen 17 Uhr fuhr mich meine Mutter dann wieder mit frischer und sauberer Kleidung ins Krankenhaus. Zu diesem Zeitpunkt hatte ich recht gute Laune gehabt und freute mich, dass ich meine erste BE so gut einstecken konnte. Doch in der Klinik angekommen, sank meine Stimmung schlagartig. Ich verkraftete es nicht, meine Mutter zuhause zu lassen und zu wissen, ich bin noch eine lange Weile im Krankenhaus und kann nicht zuhause sein. Ich wurde innerlich nervös, unruhig und es kamen leichte Aggressionen hoch. Ich war schnell gereizt und genervt und reagierte dementsprechend unangemessen. Teilweise sagte ich auch Sachen, die ich gar nicht so gemeint hatte. Ich versuchte mich mit Tischtennis abzulenken. Tischtennis ist eine der besten Therapien für mich zum Erlernen der Kontrolle über meine Gefühle, bzw. ich kann bei dieser Sportart allen negativen Gefühlen freien Lauf lassen. Teilweise fing ich später an zu weinen, weil ich es nicht mehr aushielt und ich nicht wusste, wohin mit meinen Gefühlen. Daraufhin sprach ich mit einem Pfleger oder einer Pflegerin und danach ging es mir immer besser. Die Gespräche sind für mich ein sehr wichtiger Grundbaustein einer jener guten Therapie.

Kapitel 6

Aufenthaltsbeginn ist der 14.3.2013 - entlassen bin ich am 16.5.2013. Es liegen 7 ½ Wochen vollstationäre und 1 ½ Wochen tagesklinische Behandlung hinter mir. Eine sehr lange Zeit, die relativ schnell vorüber ging. Zwei Monate voller Arbeit, Zuversicht, Hoffnung und jeder Menge Gespräche sowie Therapieangebote. Eine Zeit, die mir sehr wichtig ist und in der ich viel gelernt habe. Die meisten verstehen gar nicht, warum ich in einer Psychiatrie behandelt werde. Von außen scheint immer alles in Ordnung zu sein, aber wie ich mich innerlich fühle merkt niemand. Liegt auch daran, dass ich kein Meister großer Worte bin. Ich habe selten mit jemandem über meine negativen Gedanken gesprochen und wenn ich eins gelernt habe, dann ist es genau das! Reden, Reden und noch mal Reden. Denn das ist die beste Therapie. Ich habe es anfangs auch nicht geglaubt, sondern erst dann, als ich es merkte. Jeden Tag habe ich etwas Neues gelernt. Der Anfang war sehr schwer für mich. Man kann sagen, dass ich zwangseingewiesen wurde, weil ich eine Einweisung von meinem Internisten bekam. Zudem hat man mich nicht gehen lassen, als ich gehen wollte. Bevor ich eigentlich behandelt werden wollte, hatte ich einige Telefonate mit einem sehr netten Doktor von der

Aufnahmestation. Ich könne mir das Krankenhaus anschauen und zwischen Tagesklinik und Vollstationär wählen. Ich könnte auch, wann immer ich wollte, wieder gehen, mit der Aussage, ich sei volljährig und erwachsen. Also ging ich mit meiner Lehrerin zu einem Vorsprechen. Leider war der nette Doktor vom Telefonat nicht da und ich musste mit einer Ärztin russischer Abstammung reden. Ich war froh, dass meine Lehrerin dabei war, denn die Ärztin wurde laut und ließ mich nicht ausreden. Zudem drehte sie mir die Worte in meinem Mund herum, sodass ich durch das ganze Weinen selber nicht mehr wusste, was ich sagen sollte. Durch das kurze Gespräch und das analysieren meiner Worte war sie der Meinung, ich müsse sofort behandelt werden – ohne jegliches Wenn und Aber. Ich weigerte mich, da mich die Situation tierisch überforderte und ich mir das eigentlich nur mal anschauen und mit dem Doktor reden wollte. Ich lief tränenüberströmt aus dem Raum raus und es dauerte nicht lange, bis die Ärztin direkt neben mir stand. Ich hatte ein kurzes Gespräch mit meiner Lehrerin gehabt und sie versuchte mir zu versichern, dass ich nicht alleine bin und die Hilfe ruhig annehmen könne. Als die Ärztin mir drohte, dass ich, wenn ich nicht mitkomme, in die Geschlossene gehen muss, widersetzte ich mich nicht und ließ mich einweisen – und das, obwohl ich nicht mal wollte. „Von wegen, ich bin erwachsen und kann selbst entscheiden", dachte ich mir. Aus meinem Mund kam kein einziges Wort – so aufgelöst war ich. Ich weinte so sehr, dass meine Schminke im ganzen Gesicht verschmiert war, was mich allerdings in diesem Moment nicht interessierte. Auf der Station wurde ich vom Arzt empfangen und begrüßt. Er führte ein paar Untersuchungen durch und nahm mir Blut ab. Ein Pfleger zeigte mir mein Bett, in dem ich dann den Rest des Abends gelegen hatte. Ich ging weder zum Abendessen noch am anderen Tag zum Frühstück, Mittagessen und Abendessen. Und das drei Tage lang nicht! Ich wurde mit Untergewicht eingeliefert, weil ich generell so gut wie nie gegessen habe, aber die ersten drei Tage waren der Horror für mich. Wenn man mich fragt, wie ich mich gefühlt habe, dann könnte ich es nicht mal mehr beschreiben, denn „Scheiße" wäre noch harmlos ausgedrückt gewesen. Ich war richtig kaputt und am Boden. Dafür gibt es nicht einmal einen Ausdruck. Für mich hatte das Leben überhaupt keinen Sinn mehr ergeben. Ab dem dritten oder vierten Tag hat mich ein sehr netter junger Mann namens Tim angesprochen. Er ist mittlerweile mein großer Bruder. Dank ihm bin ich vom Boden aufgestanden. Ich fing an, mich mit ihm zu unterhalten und mich zu öffnen. Er hat mich auch mit in die „Runde" aufgenommen und mich allen vorgestellt. Es war mittags die erste Mahlzeit, die ich seit Tagen wieder zu mir nahm und es war der Tag, seid dem ich wieder regelmäßig morgens, mittags und abends etwas esse. Und mittlerweile nicht gerade wenig. Ich habe auch endlich wieder das Normalgewicht erreicht. In meiner schlechten Zeit war das Essen wertlos für mich gewesen. Es ergab keinen Sinn für mich. Ich hatte eh nie Hunger gehabt. Das Einzige, was ich aß, war in der Schule mein Frühstück – und das bestand aus 3 Scheiben Brot – mehr habe ich nie gegessen. Ich habe immer bis zum nächsten Tag gewartet. Aber dies hatte ja zum Glück schnell ein Ende genommen. Es dauerte nicht lange, dass ich schnell und viel an Gewicht zunahm. Ich bekam ab dem ersten Abend bereits Antidepressiva aufgeschrieben und zwar die niedrigste Dosis. Eine Woche später hat der Arzt die Antidepressiva erhöht. Es hat circa zwei bis drei Wochen gedauert, bis ich eine Wirkung feststellte. Dies war auch die Woche, in der meine ganzen Therapien angefangen hatten. Zuerst musste ich zu dem Vorsprechen gehen, bei dem ich schauen konnte, ob das was für mich ist. In dieser Woche war ich sehr aufgeregt, denn alles war neu für mich. Ich musste mich an einiges gewöhnen, auch an den Tagesablauf hier auf der Station. Morgens um sieben Uhr wird man geweckt, und um sieben Uhr dreißig ist bereits die Frühstückszeit. Eine Dreiviertelstunde später, um acht Uhr fünfzehn, findet jeden Morgen die sogenannte Morgenrunde statt. Dort werden Fragen wie „Wie geht es Ihnen? Wie haben Sie geschlafen? Und Welche Therapien haben Sie heute?" gestellt. Die Antworten werden dann auf einem Blatt neben unserem Namen notiert. Und in der Übergabe wird das dann alles noch mal besprochen. Im Frühdienst unter der Woche sind immer zwischen drei und sechs Pfleger und Schwestern da. Im Spätdienst unter der Woche meistens drei und an den Wochenenden jeweils im Früh- und Spätdienst nur zwei Schwestern und Pfleger. In der dritten Woche ging es mir schon erheblich besser als am Anfang. Ich hatte bereits mein erstes BE hinter mir, was allerdings nach hinten losging. Mein BE selber verlief gut, doch den Abschied habe ich überhaupt nicht verkraftet. Die Tatsache zu wissen, dass meine Mutter zu-hause ist und ich in der Psychiatrie festsitze, hat mir das Herz gebrochen. Ich wollte bei ihr sein. Und das die ganze Zeit. Dies versetzte mich jedes Mal in eine sehr unangenehme Situation, mit der ich selber sehr schwer zurechtkam. Ich wurde Innerlich sehr nervös und unruhig. Die darauffolgenden BE' s verliefen mal gut und mal schlecht. Mit der Zeit lernte ich mit diesen Gefühlen umzugehen. Die restlichen Wochen verliefen auch gut. Ich wechselte mein Zimmer von einem 3-Bett-Zimmer zu einem 2-Bett-Zimmer. Bevor ich das Zimmer wechselte, lag ich in dem Gruppenraum.

Das ist eigentlich ein Aufenthaltsraum, weil da ein Fernsehgerät drin steht. Dieser wurde uns dreien weggenommen, weil wir Fernsehen guckten, als der Arzt rein kam und es uns nicht bewusst war. Kurze Zeit darauf wurde eine von uns entlassen und wir anderen beiden in ein anderes Zimmer verlegt. Wenn ich keine Anwendung hatte, habe ich mein Buch von dem Dr. House- Schauspieler Hugh Laurie gelesen. Es heißt ‚Bockmist'. Dies ist ein Krimi mit typischem englischem Humor. Es ist gut lesbar, interessant und sehr witzig. Ich habe nicht nur gelesen, sondern auch zwei Perlentiere gebastelt und zwar einen Delphin und eine Baby-Schildkröte. Ich hatte kaum Zeit, da ich sehr viele Anwendungen hatte und bei freier Zeit habe ich sie sinnvoll mit anderen Patienten genutzt, sei es Tischtennis gespielt oder Kicker oder ich bin einfach mal eine Runde spazieren gewesen. Bei schönem Wetter habe ich mich immer auf eine Holzliege gelegt und mich gesonnt. Ganz in der Nähe gibt es ein Tiergehege. Dort befinden sich 13 Rehe. Normalerweise darf man nicht in das Gehege rein, aber als ich das erste Mal dort war, kam zufälligerweise der Jäger und hat mich rein- gelassen. Ich habe das erste Mal ein Reh gestreichelt und das hautnah. In dem Wald, wo das Gehege ist, kann man auch gut joggen gehen, da das ein Rundweg ist und man automatisch wieder auf dem Gelände der Klinik anlangt.

Ab der fünften Woche bekam ich ein zweites Antidepressivum, was auch gleichzeitig eine Art Schlafmittel ist. Dies macht aber nicht abhängig, da es ein a-typisches Medikament ist. Ich bekomme es abends, bevor ich schlafen gehe, damit es mein „Kopfkino" ausschaltet und die ganzen Gedanken – egal ob negativ oder positiv – für eine bestimmte Zeit verschwinden lässt. Davon abgesehen komme ich morgens früh besser aus dem Bett raus. Sollte ich zwischenzeitlich unruhig oder nervös sein, kann ich mir nach Bedarf geben lassen. Dies ist ein Beruhigungsmittel. Ab und zu nehme ich es auch ein, wenn ich mal nicht einschlafen kann, weil mein Kopf wieder „Party macht". Ich habe wieder versucht zur Schule zu gehen. Da ich viel in der Schule verpasst hatte, bin ich zu ZABI gegangen, um mich auf die Klausuren vorzubereiten. ZABI ist das Zentrum für Arbeitsdiagnostik und Berufs- Informationen. Dort habe ich so eine Art Nachhilfe bekommen, um einen leichteren Einstieg in der Schule zu haben. Ich konnte sagen, ich war gut vorbereitet und fühlte mich sicher. Also versuchte ich zur Schule zu gehen. Mit meinem Schuldirektor war alles telefonisch besprochen worden. Ein bisschen Angst und Nervosität hatte ich dennoch in mir. Auf dem Weg dorthin hörte ich, wie heftig mein Herz schlug und war erleichtert, als ich ankam. Ich erfuhr, dass ich doch alle fünf Klausuren nachschreiben musste und war sichtlich überfordert davon. Ich stellte mir die Frage „Die Woche hat fünf Tage und ich soll fünf Klausuren nachschreiben. Wie soll ich das nur schaffen?" Mein Tag war kurz, dennoch lang. Ich hatte sechs Stunden auf meinem Stundenplan stehen – Sport, Politik und EDV – jeweils mit Doppelstunden. Man konnte mir die Erleichterung in den Augen ansehen, als ich wieder zurück in der Klinik war. Ich habe mir viele Gedanken darüber gemacht, wie es weiter gehen soll und wie die Zukunft aussehen soll. Ich habe mit meiner Mutter, Freunden, Pflegern, ein paar Lehrern und meiner Therapeutin über diese Situation geredet und bin zu dem Entschluss gekommen, dass ich die 12. Klasse wiederholen werde. Ich wusste, es war das Richtige und als ich in der Schule mit meinem Direktor darüber sprach, stand er zu mir und meinte, dass es keine Frage sei wiederholen zu dürfen, in meiner Situation sei es selbstverständlich. Ich sollte es nur in Briefform abgeben. Ich habe so viele Leute, die zu meiner Entscheidung stehen und das bekräftigt mich zu dem, wofür es sich lohnt gesund zu werden. Ich konzentrierte mich wieder auf meine Therapien, habe es genossen, wenn ich mit meiner Mutter oder Freunden unterwegs war. Ich habe unter anderem gelernt, dass Freunde sehr wichtig sind und man den Kontakt immer aufrechterhalten sollte. Ich habe gesehen, wer wirklich ein wahrer Freund ist und wer mich besuchen kam, von denen, die Bescheid wussten. Jedes BE verlief besser und besser. Das Gefühl, meine Mutter alleine zu lassen, war kaum bzw. gar nicht mehr da. Also entschied der Doktor, mich nach 7 ½ Wochen nur noch tagesklinisch zu behandeln. Und 1 ½ Wochen später könne ich entlassen werden. Diese Nachricht zu hören, tat sehr gut, da ich Tag für Tag merkte, dass es mir besser geht und ich jetzt fit für den Alltag bin. Natürlich weiß ich, dass ich nach der kompletten Entlassung nicht gesund bin, aber ich gehe zur ambulanten Psychotherapie und lasse mich dort weiter behandeln. Ich habe gelernt, mich nicht für meine Depressionen bzw. die Krankheit zu schämen und kann so besser mit ihr umgehen. Die Selbstmordgedanken sind weg, und jetzt werde ich daran arbeiten, dass die Depressionen nie wiederkommen werden. Und sollte es doch irgendwann mal der Fall sein, dann werde ich sofort mit jemandem darüber reden. Ich habe gelernt, dass Reden ein sehr wichtiger Bestandteil ist, vor allem dann, wenn man es gar nicht möchte oder kann. Der Klinikaufenthalt hat mir so einiges gezeigt. Mit Menschen reden, die auch an Depressionen leiden, ist ein guter Weg, mit allem klar zu kommen, denn gerade sie wissen, wie man sich fühlt. Man therapiert sich gleichzeitig miteinander. Zu wissen, derjenige macht dasselbe durch, stärkt mehr, als wenn man mit jemand Außenstehendem spricht. Aber vergiss niemals – Reden ist die beste Medizin!

Kapitel 7

Morgens um sechs Uhr aufstehen, fertig machen, um sieben Uhr fünfzehn aus dem Haus gehen, um acht Uhr in der Klinik sein und um 16 Uhr wieder nach Hause fahren. So sieht in etwa die tagesklinische Behandlung aus. Im Prinzip ändert sich nichts, außer dass ich unter der Woche zu Hause übernachte und am Wochenende ebenfalls. Ich befinde mich von acht bis 16 Uhr in der Klinik und erledige meine ganzen Therapien, so wie bei der vollstationären Behandlung auch. Ich bekomme Frühstück und Mittagessen. Mir steht auch kein 2-Bett-Zimmer mehr zu. Mein Bett wurde in das 5-Bett-Zimmer verlegt, dort kann ich mich ausruhen, wenn ich zwischenzeitlich müde und erschöpft bin oder einfach mal fünf Minuten die Augen schließen möchte. Für mich ist das völlig okay, da ich kein 2-Bett-Zimmer benötige. Wozu auch, ich übernachte nicht mehr in der Klinik. Meine Therapien bleiben bestehen. Ich habe auch andere Aufgaben bekommen. Ich muss jeden Tag meine Tabletten selbst stellen. Die Schwestern und Pfleger kontrollieren dann, ob es ich es richtig gemacht habe. Bei meiner zweiten Nacht hatte ich tagsüber vergessen, meine Tabletten mitzunehmen. Dies merkte ich allerdings erst, als ich schon zu Hause war. Aus diesem Grund musste ich am nächsten Tag, am Feiertag, nochmals in die Klinik fahren, um mir die Tabletten zu stellen. Die tagesklinische Behandlung finde ich insofern wichtig, weil ich mich langsam an den Alltag gewöhnen kann. Ich muss wieder regelmäßig früh am Morgen aufstehen und nachmittags wieder nach Hause fahren. Ich komme so nicht in die Versuchung bis mittags zu schlafen oder mittags einen Mittagsschlaf zu tätigen. Das frühe Aufstehen bereitet mich auf die Schule und auf die Arbeit vor. Der tagesklinische Aufenthalt dauert 1 ½ Wochen, dann entlässt mich der Doktor komplett. Es bestand zudem die Möglichkeit auf eine Woche zu verlängern, wenn ich den Wunsch gehabt hätte.

Kapitel 8

Der Klinikaufenthalt hat mir viele neue Freunde geschenkt. Menschen, mit denen ich reden kann und die mich ohne große Worte sofort verstehen. Sie erkennen die Mimik und Gestik jener Personen, die dasselbe Krankheitsbild haben und hier behandelt werden. Ich verstehe mich mit jedem hier auf der Station sehr gut und mit einigen möchte ich auch weiterhin in Kontakt bleiben. Einer der wichtigsten ist der Tim. Er ist wie ein großer Bruder für mich und er war der Grund dafür, dass es mir anfangs schnell besser ging. Er sprach mich an und hat mich sofort mit in die Gruppe integriert. Er stellte mich den anderen vor und wir merkten, dass wir den gleichen Spitznamen haben. Seitdem sind wir wie Geschwister. Darauffolgend habe ich hier schnell Freunde finden können. Man hat viel geredet und mich wieder aufgebaut, falls meine Stimmung nicht gut war. Wir haben uns alle gegenseitig aufgebaut und mit allen über alles geredet. Natürlich gab es auch den einen oder anderen, die sich nicht verstanden gefühlt haben und manchmal für Streit sorgten. Abends fing dann meistens der Spaß an, vor allem, wenn man in unserer Gruppe saß. Wir haben viel geredet, gelacht und Witze erzählt etc. Die ganze Stimmung hat zusammen gepasst. Jeder verstand sich mit jedem und das, obwohl ich mit 19

Jahren die jüngste gewesen bin. Die anderen waren um die 30 Jahre oder älter. Tim ist allerdings nicht der einzige, mit dem ich mich gut verstehe. Zu meinem Freundschafts- und Bekanntenkreis gehören weitaus mehr, als ich hier aufzählen kann. Was mir auch auf der Station gefällt, ist das überaus nette Fachpersonal. Einige Pfleger sind sehr kompetent und hören einem zu, wenn das Herz mal stärker belastet ist oder man einfach mal reden will. Man bekommt hilfreiche Ratschläge, die auch helfen. Die Therapeuten wissen ebenfalls, was sie machen und haben mir schon aus so manchen schweren Situationen geholfen. Die Gespräche sind das, was mir hier am meisten gefällt. Man kann über alles reden, auch über Dinge, die einem unangenehm erscheinen. Niemand nimmt es einem übel und sollte man doch nicht reden wollen, so akzeptieren sie dies und lassen uns Zeit, auch wenn man ein paar Minuten schweigend gegenüber sitzt. Das Personal zeigt Verständnis jeglicher Art und kümmert sich fürsorglich um jeden Patienten – so auch der Arzt. Man kann sich gut mit ihm unterhalten, egal, um was es sich handelt. Er geht auf die Problematik der Patienten ein und gibt wertvolle Tipps.

Kapitel 9

Für mich hat sich einiges geändert. Ich bin vielleicht nicht komplett medizinisch geheilt, aber ich kann sagen, dass es mir weitaus besser geht, als es noch vor einigen Monaten der Fall war. Ich denke nicht mehr an den Suizid und der Rest wird sich in der ambulanten Psychotherapie klären. Das zumindest habe ich mir immer vorgenommen, als ich in der Klinik war. Die Suche allerdings bewies sich als schwer. Anhand einer Liste mit allen Therapeuten sowie Ärzten in meiner Umgebung versuchte ich, einen Termin zu bekommen. Immerhin umfasste die Liste 13 Seiten eines DIN A 4- Blattes. Ich hatte also viel vor mir. Als ich die Liste jedoch sah, hatte ich plötzlich weder Lust noch Zeit. Natürlich war das gelogen. Also hatte ich keine andere Wahl, als jeden Arzt und jeden Therapeuten anzurufen. Telefonat für Telefonat wurde mir jedoch bewusst, dass es ziemlich viele Bürger gibt, die sich therapeutisch behandeln lassen, denn alle Termine waren bereits vergeben. Für mich hieß es dann, mich auf die Warteliste zu setzen. Auf die Warteliste setzen heißt ungefähr, dass man mit einer Wartezeit von einigen Monaten zu rechnen hatte.

Darauf hatte ich keine Lust gehabt und war genervt. Wo war nur meine Geduld? Ich war schon immer so, erzählte mir meine Mutter. Schon als kleines Kind wollte ich immer alles sofort haben. Und wenn ich nicht das bekam, was ich wollte, wurde ich nervig und stressig.

Ich musste also noch viel lernen. Ich wusste, dass das dauern wird, aber den Gedanken um die Geduld abzuschaffen war schier unmöglich. Mir blieb also nichts anderes übrig und das musste ich noch lernen. Fangen wir mal mit den Sachen an, die ich bereits gelernt hatte!

Die Ärzte, Therapeuten und Pfleger haben einen Grundbaustein bei mir geschaffen, der es mir ermöglicht, mehr Freude und Motivation am Leben aufzubringen, um alltägliche Erledigungen, wie zum Beispiel die Schule etc., zu bewältigen. Ich gehe selbstständig zu Aktivitäten, die mir Spaß bereiten, wie zum Beispiel zum Sport oder sitze einfach nur auf der Couch und lese mein Buch weiter. Ich habe gelernt, geduldig zu sein, wobei ich sagen muss, dass es mir ab und zu immer noch schwer fällt. Außerdem bin ich konzentrierter, wenn ich mich an etwas ran setze und arbeite oder etwas erledige. Ab und zu habe ich jedoch das Verlangen, meinen Schmerz mit einem anderen Schmerz zu lindern. Klingt vielleicht ein bisschen verrückt, doch für mich ist es eine

Erleichterung, vor allem in Situationen, in denen ich überfordert bin. Wo der Impuls her kommt? Das frage ich mich auch. Ich kann es, ehrlich gesagt, nicht beantworten. In dem Moment fühlt es sich einfach gut an und erleichtert mich. Es fühlt sich so an, als würde man mir meine Sorgen und Probleme aus der Seele ziehen und mich befreien. Meine Therapeutin hat mich schon mal auf Borderline getestet. Dieser Test war jedoch negativ, zum Glück, ehrlich gesagt. Dieser Wunsch, den Schmerz mit Schmerz zu lindern bzw. das Bedürfnis danach, wird in der Psychotherapie weiter behandelt. Vielleicht verschwindet dadurch das Gefühl, bzw. vielleicht kann ich lernen, das Bedürfnis durch Aktivitäten wie Sport etc. zu mindern. Ein weiterer Schritt für mich ist es, eine eigene Wohnung zu beziehen. Nach mehrmonatiger langer Suche habe ich eine Wohnung gefunden. Sie umfasst 35m^2 und befindet sich in einem alten Fachwerkhaus im Dachgeschoss. Also genau das, was ich mir schon immer gewünscht habe. Zudem bin ich noch einen weiteren, wichtigen Schritt gegangen, der mir sehr viel bedeutet hat. Ich werde ab Sommer die 12. Klasse wiederholen. Ich habe es psychisch einfach nicht mehr auf die Reihe bekommen. Der Druck, bei den Klausuren miserabel abzuschneiden, war zu hoch. Ich hatte viel zu oft in der Schule gefehlt und hätte dann fünf Klausuren in einer Woche schreiben müssen. Dadurch, dass ich viel zu viel Stoff verpasst habe, war nachschreiben definitiv nicht möglich für mich. Und zwei Wochen später standen dann schon die vier Prüfungen vor der Türe. Wie ich das bewerkstelligen sollte wusste ich selber nicht. Ich habe lange über den Schritt, zu wiederholen, nachgedacht. Ich hatte viele Gespräche mit meiner Therapeutin und meinen Freunden gehabt und ich wusste, dass ich die richtige Entscheidung treffen werde, ganz egal, welche es sein würde. Ich bekam viel Zuspruch von dem Pflegepersonal und auch meine Freunde standen zu meiner Entscheidung. Aber nicht nur meine Freunde, sondern auch meine Mutter stand zu mir.

Am Anfang meines Aufenthaltes habe ich auch meine Beziehung beendet, aus dem Grund, weil meine Partnerin nicht zu mir gestanden hatte. Sie hat versucht mir einzureden, dass ich keine Hilfe benötigen würde und dass die mich im Krankenhaus „verarschen" würden. Es sei doch alles in Ordnung meinte sie. Zudem haben wir uns immer gestritten, und das hauptsächlich wegen Kleinigkeiten. Hinzu kommt, dass sie mich bereits am Anfang unserer Beziehung betrogen hatte. Auch wenn sie meine Entscheidungen nicht befürworten konnte, lässt sie mich mittlerweile in Ruhe. Ich habe sogar den Kontakt zu meinem Vater gesucht. Ich rief ihn von der Station aus an und bekam

Unterstützung von einer Krankenschwester. Der erste Schritt war sehr schwer für mich, weil ich ja schon viele Jahre nichts mehr mit ihm zu tun hatte. Ich war sehr erleichtert, als das Telefonat zu Ende war. Am nächsten Tag kam er mich besuchen und wir haben uns endlich mal ausgesprochen. Ich war nervös und sehr angespannt, aber es war ein sehr gutes Gefühl, mal alles rauslassen zu können. Jetzt wagen mein Vater und ich einen Neuanfang und ich hoffe, der Kontakt wird regelmäßig weiter gepflegt.

Kapitel 10

Und wenn du glaubst, alles scheint perfekt zu sein, kommt der Moment, der alles auseinander reißt. Es ist nicht alles Gold, was glänzt! Du unternimmst viel mit deinen Freunden, baust dir einen strukturierten Tagesablauf auf, und treibst regelmäßig Sport. Dennoch hast du das Gefühl, völlig alleine in der Welt sein. Von heute auf morgen passiert etwas, womit du überhaupt nicht gerechnet hast. Du glaubst einen Menschen, den du geliebt hast, zu kennen, doch dann weißt du, dass alles nur auf einer Lüge basierte und du die Person kein bisschen kennst.

Nach der Trennung von meiner Ex-Partnerin ging es mir sehr gut. Doch die Enttäuschung saß mir noch tief in den Knochen.

Bei dem letzten Besuch von ihr, als ich noch in der Klinik war, habe ich gehofft, wir könnten uns wieder vertragen. Alle Streitereien hinter uns lassen und noch einmal von vorne beginnen. Der Wunsch war groß, doch die Realität sah anders aus. Als sie bereits gegangen war, bemerkte ich, dass sie mir mein Smartphone und meinen Wohnungsschlüssel gestohlen hatte. Da ich in der Klinik war und das Smartphone mein Zweithandy war, bemerkte ich es leider zu spät, da ich weder meinen Wohnungsschlüssel noch das zweite Handy in der Klinik benötigte. Aus diesem Grund war es in einem Tresor eingesperrt.

Als ich dachte es könne nicht noch schlimmer werden, habe ich wohl falsch gedacht. Es kann immer schlimmer kommen! Zuhause angekommen, wollte ich nur noch ins Bett. Nichtsahnend habe ich am nächsten Morgen meinen Briefkasten geleert, als ich Post von der Polizei sah. Ich öffnete den Brief und mir fielen fast vor Schreck die Gläser aus der Brille.

"Ermittlungsverfahren wegen Betrug"

stand dick gedruckt in der Betreffzeile. Total verwirrt habe ich mein Inneres gefragt, was ich getan haben soll, da ich mir nichts habe zuschulden kommen lassen.

Da ich mir aber selber keine Antwort darauf geben konnte, las ich den Brief durch.

"Frau XY hat Sie wegen folgendem angezeigt: Frau XY ist mit ihrer Busfahrkarte schwarzgefahren und gibt an, dass Sie, Frau Eli, sie dazu gezwungen haben"

Als ich das las, wusste ich nicht, ob ich weinen oder lachen sollte. Weinen, weil ein Ermittlungsverfahren gegen mich lief oder lachen, weil die Person die Polizei belog und mich wegen einer banalen und albernden Geschichte bezichtigte.

Ich nahm selbstverständlich Stellungnahme und die Staatsanwalt ermittelte. Nach einigen Monaten bekam ich dann einen Brief von der Staatsanwaltschaft, in dem man mir mitteilte, dass das Verfahren mangels Beweisen eingestellt wurde und ich mir keine Sorgen machen müsse.

Ein Stein fiel mir vom Herzen, da es nicht in meinem Führungszeugnis vermerkt worden ist.

Aber allein die Vorstellung und die Tatsache, dass man wegen so etwas bezichtigt wird, sind einfach lächerlich.

Dennoch zerbricht man sich den Kopf darüber, weil man nur das Wort "Ermittlungsverfahren" im Kopf hat. Man denkt dann automatisch an etwas Schlimmes. Trotz der Umstände habe ich es gut verarbeiten können.

Ich dachte, alles wird wieder gut. Die Trennung habe ich erstaunlicherweise gut und schnell vergessen können. Ich habe nicht mehr an sie gedacht. Zum Glück!

Tage und Wochen gingen vorüber.

Was ich nicht verstand war, dass es mir immer schlechter ging. Ich habe so gut wie nichts gegessen, hatte stark abgenommen und brachte nur noch 46kg auf die Waage. Ich habe meine Wohnung kaum noch verlassen, weil ich körperlich zu schwach gewesen bin. Egal was ich unternehmen wollte, mir wurde übel. Als ich schließlich einen Termin bei meiner Ärztin hatte, erklärte sie mir, dass ich dringend an Gewicht zunehmen müsse, und dass ich mir wahrscheinlich nur eingeredet habe, es würde mir gut gehen bezüglich der Trennung. Im Inneren habe ich es doch nicht so verkraftet. Nach außen zeigen wollte ich das allerdings nicht. Sie verschrieb mir ein anderes Antidepressiva, das meinen Appetit steigern sollte und ich so automatisch zunehmen würde. Ich gab meinem Körper ein paar Tage und sah bereits nach einer Woche einen kleinen Erfolg. Nach 7 Tagen hatte ich bereits wieder 4 kg zugenommen und fühlte mich körperlich sehr fit. Aber irgendetwas stimmte nicht. Ich hatte immer mehr das Bedürfnis mich zu verletzen und nicht mehr leben zu wollen. Ich wollte, dass all der Schmerz aufhört...

Ich sprach mit einer guten Freundin über meine Gefühle und über all das, was mir auf dem Herzen lag.

Kurze Zeit später klingelte es an meiner Türe. Um meine Wunden zu verdecken, zog ich einen Pullover über. Ich öffnete die Türe und plötzlich stand die Polizei vor mir.

Ich war innerlich sehr angespannt und nervös. Ich unterhielt mich einige Minuten mit den Beamten, bis mich die Polizistin auf meine Ärmel hinwies. Ich bemerkte, dass das Blut den ganzen Pullover versaute und alles durchsickerte. Ich wurde noch nervöser, als ich ohne hin schon war. Ich klappte zusammen und fing an zu weinen. Ich habe mich geschämt! Und gehasst! Warum musste es nur so weit kommen?! Ich wusste es nicht und konnte keine Antwort darauf geben. Die Beamten fuhren mich in die Klinik. Für mich das letzte Mal...!

Ich wollte nicht in die Klinik, also tat ich alles, um wieder entlassen zu werden. Ich habe mir den ganzen Abend Gedanken über mich und mein Leben gemacht. Vom Schlaf habe ich leider nichts mitbekommen, denn ich war die ganze Nacht am nachdenken. Am frühen Morgen wurde mir eins klar: Ich muss mein Leben ändern! Ich muss es auf die Reihe kriegen! Also fasste ich folgenden Entschluss: Ab sofort wird alles anders!

Am selben Morgen hat der Oberarzt mich entlassen und ich bat meine Mutter mich abzuholen. Der Grund für all die Schrecken, so war sich der Arzt sicher, war die Umstellung auf die neuen Tabletten, die ich bekam. Der Arzt setzte sie wieder ab und gab mir die, die ich bereits zuvor bekam. Zwei Tage darauf war Weihnachten. Diese Tage verbrachte ich dann mit meiner Familie. Die Ablenkung konnte ich gut gebrauchen, es tut einfach nur verdammt gut, sie mal alle wieder zu sehen!

Silvester war eine sehr berührende Nacht für mich gewesen. Es war die Nacht, ab der sich alles ändern sollte. Im Inneren habe ich mit der Klinik "Schluss gemacht". Ich hatte ein schweres, aber dennoch erleichterndes Gespräch mit mir selbst geführt. Die Erkenntnis kommt zwar immer spät, aber besser spät als nie. Mein Motto für das Jahr 2014 lautete "Neues Jahr, Neues Glück". Und so begann es auch. Ich fing wieder an zu joggen, teilweise bis zu 3 Mal die Woche. 2 Mal die Woche hatte ich noch meinen Kampfsport gehabt. Ich war nur mit Sport und Schreiben beschäftigt.

Über meine finanziellen Sorgen brauchte ich mir keine Gedanken machen, das wurde alles für mich geregelt.

Nach einigen Wochen war ich zum regulären Gespräch bei meiner Ärztin. Sie hob meine Arbeitsunfähigkeit auf und ich durfte offiziell wieder arbeiten gehen. Es war ein unglaubliches Gefühl! Es war ein Gefühl von etwas... von etwas freiem! Ein weiteres Stück Freiheit zur Selbstständigkeit.

Hoch euphorisiert begab ich mich auf die Suche nach neuer Arbeit. Ich wollte unbedingt wieder in die Richtung gehen, die ich vor dem Ausfall einschlug. Ob dass das richtige wäre? Ich wusste es nicht. Ich wusste nicht, ob die Pflege der richtige Bereich sein würde. Ich wusste nur eins: Es macht mir Spaß! Also suchte ich nach einem Job in der Kranken- und Altenpflege. Nach knappen 100 Bewerbungen bekam ich fünf Einladungen zu einem Vorstellungsgespräch. Bei dem ersten Gespräch war ich sehr nervös gewesen. Ich war so nervös, dass ich Angst hatte, etwas Falsches zu sagen und dann den Job nicht mehr zu bekommen. Eine Stunde später war das Gespräch zu Ende und ich war sichtlich erleichtert und positiv überrascht. Ich habe mir zu viele Gedanken um nichts gemacht! Die Chefin war sehr angetan von mir und auch den kleinen schriftlichen Test habe ich bestanden und durfte mir ein Lob anhören. Und ich kann euch sagen, es tut sehr gut! Meine Chefin erklärte mir, wie es in der Firma abläuft. Weihnachtsgeld, Urlaubsgeld, Fahrgeld und all die wichtigen Sachen müssen ja auch besprochen werden. Ich durfte mir Gedanken über all die Informationen machen und mich melden, wenn ich so weit wäre.

Ich habe lange über das Gespräch nachgedacht und kam zu dem Entschluss, dass ich den Job gerne haben möchte. Nun hatte ich nach endlosen, langen Monaten wieder einen Job. Dass ich jetzt bei einer Zeitarbeitsfirma arbeite, stört mich gar nicht. Denn im Gegenteil! Ich lerne viele neue Leute kennen. Neue Bewohner, neue Arbeitskollegen, neue Einrichtungen und vor allem neue Arbeitsweisen. Das war genau das, was ich zu dieser Zeit brauchte! Ich musste zusehen, dass ich mich selber in das Leben integriere.

Kapitel 11

(Tagebuchausschnitt)

-"Der Wecker klingelt. Es ist 5 Uhr morgens am 15.4. Heute ist mein erster Arbeitstag - wie ich mich freue. Mein Herz schlägt wie auf 180. Heute bin ich in einer Einrichtung, die ich nur von außen kenne. Sie möchten jemand Erfahrenen. Erfahren bin ich ja, aber ob ich das schaffe? Immerhin habe ich schon Monate nicht mehr in meinem Beruf gearbeitet und muss selber erst mal reinkommen. Ich versuche es locker anzugehen und mir nichts anmerken zu lassen. Ich denke, dass ist das Beste! Was mich allerdings noch nervöser machte war die Tatsache, dass ich viele neue Leute kennenlernte und ich nicht wusste, wie das Personal und die Bewohner auf mich reagierten. Akzeptieren sie mich als Pflegerin, auch wenn ich von einer Zeitarbeitsfirma komme?"-

Endlich habe ich einen neuen Job gefunden! Nach vier- monatiger, langer Suche war es auch ziemlich nötig. Man hat endlich wieder eine Verpflichtung, für die es sich lohnt aufzustehen. Es war eine Umstellung, die sich gelohnt hat. Ich arbeite in meinem erlernten Beruf als Altenpflegerin und es macht mir sehr viel Spaß. Für das Erste bin ich bei einer Zeitarbeitsfirma untergekommen, um mir mehrere Senioreneinrichtungen anzuschauen. Meine Chefin weiß von meinem letzten Jahr in der Klinik und gibt mir jede Unterstützung, die ich benötige. Ich kann jederzeit mit denen über die Arbeit oder mein Privatleben reden. Ich bekomme Unterstützung sowie Hilfestellungen. Ich kann sagen, dass mir die Arbeit wieder Kraft und Mut gibt. Es gibt sogar schon eine Einrichtung, in der ich dauerhaft arbeiten möchte und ich versuche, dort eine Festeinstellung zu bekommen. Doch dass dies nicht so einfach wird, ist mir später auch bewusst geworden.

Der erste Tag war für mich sehr aufregend. Ich war innerlich sehr angespannt, doch als ich ins Schwesternzimmer kam und meine Kollegen kennenlernte, war der Hauch von Anspannung und Nervosität auch schon verflogen. Sie akzeptierten mich und meine Arbeit. Machte ich etwas falsch, so zeigten sie mir, wie man es besser macht.

Als erstes gaben sie mir eine Liste von den Bewohnern, die ich zu versorgen hatte und erzählten mir alles wichtige, was ich über die Bewohner wissen musste. Man zeigte mir die ganze Station und alle Räume; vom Wäscheraum bis zum Pflegearbeitsraum.

Ich lernte die kompletten Stationen kennen. Das ganze Haus.

Nach der Rundführung fing ich mit der Grundpflege an. Alle Utensilien, die ich benötigte, legte ich mir fachgeregt in meine Arbeitsnähe. Nach circa 3 Stunden war ich mit den Bewohnern und allem fertig. Nur noch eine Stunde bis zum Mittagessen. Mein Kollege Nick schickte mich in die Pause, damit ich frühstücken und frische Luft schnappen konnte. Ich überlegte mir, was ich in 30 Minuten alles machen konnte. Also habe ich mir den Garten angeschaut, der hinter dem Haus war. Es war ein schöner Tag. Der Himmel war blau und die Sonne schien. Es war sehr kalt und der Wind wehte mir alle Gedanken frei. Für 10 kühle Minuten konnte ich alles vergessen. Keine Gedanken mehr an das, was war, keine Gedanken mehr an das, was sein wird, sondern nur Gedanken an das, was ist. Ich liebte ihn, ich lebte ihn, den Moment der Stille, der reinen. Ich konnte alles vergessen, was ich letztes Jahr durch gemacht habe.

Als ich die Augen wieder öffnete, hatte ich nur ein paar Minuten. Ich ging nach oben und erledigte noch ein paar Sachen.

Der Wagen mit dem Mittagessen kam von der Küche hoch und zwei meiner Kollegen haben angefangen die Teller zu verteilen. Ich zog mir eine Küchenschürze über und half ihnen. Meine Kollegen haben mir die vollen Teller angereicht und gesagt, welche/r Bewohner/in welchen Teller bekommt. So konnte ich mir die Namen besser und schneller merken. Einige Bewohner aßen im Zimmer und einigen anderen musste wiederum das Essen angereicht werden. Nachdem alle aufgegessen hatten, holte ich die Tabletts aus den Zimmern. Währenddessen räumten meine Kollegen die Küche auf. Nun war die Zeit gekommen, die Bewohner zum Mittagsschlaf hinzulegen. Die Bettlägerigen wurden gelagert und frisch gemacht. Nicht zu vergessen die Toilettengänge!

Die Uhr schlug 13 Uhr. Dies bedeutete für mich, dass ich Feierabend hatte. Ich zog mich um und verabschiedete mich, denn morgen begann ein neuer aufregender Tag.

Auf dem Nachhauseweg rief ich sofort meine Chefin an, um ihr den tollen und erfolgreichen ersten Tag mitzuteilen. Ich war von mir selber überrascht und erstaunt, was ich in der kurzen Zeit alles geschafft habe und wie weit ich gekommen bin. Der erste Tag hat mir gezeigt, dass ich auch weiterhin in der Pflege arbeiten möchte. Ich möchte anderen helfen und ihnen ein Lachen ins Gesicht zaubern. Es ist meine Berufung, die ich zum Beruf gemacht habe. Geht es meinen Leuten gut, geht es mir gut. Es bereitet mir sehr viel Freude.

Kapitel 12

Der Sport sowie die Meditationen waren ein großer Bestandteil meiner Therapie. Durch diese Komponenten konnte ich mich quasi "selber" therapieren. Meine Aggressionen und Stimmungsschwankungen konnten durch den Sport etwas reguliert werden. Zudem wurde ein Medikament bei mir abgesetzt, das die Stimmungsschwankungen verursacht hat. *Sie müssen an sich glauben und arbeiten, Frau Eli. Sie können sich so viel Gutes tun, wenn Sie es auch zulassen können bzw. wenn Sie wissen, WAS gut ist.* Dies waren die Worte auf meine Frage, was ich doch selber tun könnte, um aus dem Loch wieder raus zu kommen. In der Klinik sowie nach dem Aufenthalt zu Hause stand Sport und Meditation auf meinem Stundenplan. Und dies erforderte sehr viel Selbstdisziplin, von der man denkt, dass man genügend hätte. Aber fehlgeschlagen! Es bedeutete sehr viel Arbeit und Kraft, wirklich morgens nach dem Aufstehen joggen zu gehen. Für einige Wochen konnte ich es konstant täglich durchhalten. Mit 2,5 km fing ich an und war nach einer Zeit so fit, dass ich 15 km am Stück laufen konnte. Sport kann süchtig machen, man hört es immer wieder und man merkt es. Man merkt, wie die Sorgen und Probleme weggelaufen werden. Man fühlt sich besser und freier. Man schüttet sich wieder mit Energie voll. Manchmal kann man auch sagen, nach dem Joggen fühlt man sich wie neu geboren.

Nach einer erfolgreichen Runde Joggen habe ich mich auf das Laminat im Wohnzimmer gesetzt und alles Elektronische, wie zum Beispiel das Smartphone und das TV Gerät, ausgeschaltet, sodass mich nichts störte. Ich zündete alle meine Kerzen sowie ein Räucherstäbchen an. Nun sitze ich in einer Art Schneidersitz und schließe meine Augen. Das interessante und schwierige an der Meditation ist, die Gedanken auszuschalten, die gewonnene Energie und die Gerüche der Räucherstäbchen bzw. die Geräusche der Umwelt durch alle Sinne aufzunehmen und das Gehirn dazu zu bringen, sich nicht mehr auf die Probleme einzulassen, sondern einen neuen Weg zu finden und den Geist durch die Ruhe und Trance zu öffnen. Durch regelmäßige Meditationen kann der Stress einer Person gesenkt werden und hinzukommt, dass das Gehirn immer offener für neue Lösungsvorschläge wird und man viele Sachen selber klären kann, bzw. dass man viele Angelegenheiten aus einer anderen Perspektive sieht. Man wird kreativer.

Natürlich hat man nicht jeden Tag Lust bzw. die Zeit, sich auszuruhen oder mal zu joggen. Bei mir ist das genau das gleiche. Anfangs ist man immer voller Elan und man geht regelmäßig joggen. Man achtet auf seine Ernährung, treibt Sport und man fühlt sich gesünder. Man ist glücklicher. Es kommen Tage, in denen man sich total unwohl fühlt und man sich am liebsten unter der Bettdecke versteckt. Dieses Gefühl kennt jeder, der unter Depressionen leidet. Auch ich kämpfe an diesen Tagen mit meiner Motivation und meiner Kraft etwas zu unternehmen, raus zu gehen oder sich einfach mal abzulenken und mit Freunden zu treffen. Es ist schwer, aber genau hier sollte man Kraft von Freunden und Verwandten bekommen. Wenn ich es nicht schaffe, laufen zu gehen, dann treffe ich mich mit Freunden, wir "chillen", quatschen und machen Blödsinn. Das Gefühl, nicht alleine zu sein, stärkt von alleine den Geist und die Psyche. Ich bekomme von vielen Seiten Hilfe. Da ich weiß, dass Sport sehr wichtig ist und ich die Motivation nicht immer finde, laufen zu gehen, habe ich mich in einem Sportverein angemeldet. Es gehört zur japanischen Kampfkunst und befindet sich in der heutigen Zeit zur modernen Selbstverteidigung. Die Rede ist von Ju-Jutsu. Diesen Sport treibe ich zwei Mal die Woche und er bietet sehr viel Abwechslung. Ich bin ausgeglichener und ruhiger geworden. Meistens bin ich dann jedoch sehr kaputt und schaffe es nicht mehr zu meditieren. Nach einer gewissen Zeit lernt man, wie man seinen Körper und seinen Geist von alleine "runter fährt", sodass es gar nicht erst zu einem Eklat kommt. Durch das richtige Anwenden der Meditation kann man seine innerliche Anspannung lösen, ganz egal wo man sich befindet. Ich muss sagen, mir hilft es super. Es ist etwas, was ihr unbedingt erfahren müsst!

Was mir aus eigener Erfahrung noch gut getan hat, war die Anwesenheit eines kleinen Vierbeiners. Nach dem letzten Aufenthalt habe ich mir ein kleines Hamster- Baby gekauft. Er nahm mir das Gefühl, alleine zu sein. Ich hatte immer einen Freund an meiner Seite, der mir zugehört hat, wenn es mir schlecht ging. Er hat mich sofort in sein kleines Herz geschlossen und fing nach einer Zeit an, sich mit mir "zu unterhalten". Wenn ich mit ihm geredet habe, gab er mir Antworten, indem er quiekte. Natürlich ist das übertrieben dargestellt, aber ein Haustier spürt sofort, wenn es einem nicht gut geht und "kümmert" sich extra um den Menschen. Haustiere bzw. Tiere, die einem nahe stehen, sind eine super Therapie, weil man sich denen öffnet und sie einem in einer Trauerphase zur Seite stehen. Ich habe meinen kleinen Hamster ‚Diamond' genannt, weil er ein weißes Fell und so schöne knallige rote Augen wie ein Diamant hat, die mich sofort berührt haben und mich in seinen Bann zogen.

Philina Eli:

Guten Tag, Herr Dr. Henkel. Erst einmal vielen Dank, dass Sie sich heute die Zeit genommen haben und wir über das Thema Depressionen intensiv und detailliert reden können.

Dr. K. Henkel:

Guten Tag, Frau Eli. Ich danke Ihnen ebenfalls und freue mich, dass Sie mich eingeladen haben.

Philina Eli:

Dann fangen wir mal direkt mit der ersten Frage an. Herr Dr. Henkel, Sie sind Oberarzt in dem Bereich Psychiatrie, Psychotherapie und Psychosomatik. Wieso wollten Sie Arzt auf diesem Gebiet werden und wie kamen Sie dazu?

Dr. K. Henkel:

Ja, genau das ist richtig. Ich bin sozusagen auf dem „zweiten Bildungsweg" Arzt für Psychiatrie und Psychotherapie geworden. Zunächst habe ich die Facharztausbildung als Neurologe absolviert. Beide Fachgebiete befassen sich ja vornehmlich mit demselben Organ, nämlich dem Gehirn. Allerdings ist die Herangehensweise etwas anders und somit komplementär. Als Psychiater und Psychotherapeut hat man mehr Gelegenheit, sich mit den individuellen Besonderheiten und dem komplexen Zusammenspiel von Hirnfunktion, Persönlichkeit und den sozialen Umweltbedingungen intensiver auseinanderzusetzen. Diese Betrachtungsweise erfasst das oftmals existenzielle Leiden der Betroffenen auf verschiedenen Ebenen und somit umfassender und bietet auch andere therapeutische Möglichkeiten. Es ist immer wieder spannend, den Patienten auf dieser persönlichen Ebene zu begegnen und sie ein Stück zu begleiten, mit ihnen Lösungen zu erarbeiten und ihr Leid zu lindern.

Philina Eli:

Sie behandeln und begleiten Patienten mit verschiedenen psychischen Erkrankungen. Eine der häufigsten ist die Depression, aber was ist überhaupt eine Depression und wie viele Arten gibt es?

Dr. K. Henkel:

Die Erkrankung „Depressive Episode" oder „Major Depression" wird nach den beiden großen klinischen Klassifikationssystemen, der International Classification of Diseases (ICD) der WHO, die in Deutschland verwendet wird, und dem aus den USA stammenden Diagnostic and Statistical Manual of Mental Disorders (DSM), recht ähnlich definiert.

Die drei Hauptsymptome nach ICD-10 sind: 1.) eine anhaltende Traurigkeit und Niedergestimmtheit, 2.) ein Verlust von Freude und Interessen und 3.) eine Verminderung des Antriebs und der Energie, erhöhte Ermüdbarkeit (bereits Aktivitäten des Alltagslebens sind erschwert). Außerdem werden in den Kriterien Zusatzsymptome wie eine Reduktion von Aufmerksamkeit und Konzentration, eine Verminderung von Selbstvertrauen und Selbstwertgefühl, Gefühle von Schuld und Wertlosigkeit, negative und pessimistische Zukunftsperspektiven, Suizidgedanken oder Aggressionen gegen sich selbst und das „Gefühl der Gefühllosigkeit" aufgeführt.

Eine leichte depressive Episode besteht, wenn zwei Hauptsymptome und zwei Zusatzsymptome vorliegen, eine mittelgradige depressive Episode, wenn drei bis vier Zusatzsymptome vorhanden sind. Für eine schwere depressive Episode müssen die drei Hauptsymptome und mindestens vier Zusatzsymptome vorliegen. Zudem ist das Zeitkriterium maßgeblich. Für die Definition einer depressiven Episode müssen diese Symptome über mindestens zwei Wochen bestehen.

Zusätzlich werden bestimmte körperliche Krankheitszeichen häufig gefunden. Bei der Kombination von mindestens vier der folgenden Symptome spricht man in Zusammenhang mit einer Depression von einem „somatischen Syndrom": starker Interessenverlust, auch an sonst angenehmen Tätigkeiten; verminderte Fähigkeit, auf positive Umstände emotional zu reagieren; morgendliches Früherwachen, mindestens zwei Stunden vor dem üblichen Aufwachen; Morgentief; psychomotorische Unruhe oder Gehemmtheit; deutliche Appetitminderung; Gewichtsabnahme um mehr als 5% des Ausgangsgewichts des Vormonats und Verlust sexuellen Interesses bzw. bei Frauen auch Ausbleiben der Monatsblutung. Diese Symptome können natürlich auch körperliche Ursachen haben und müssen im Einzelfall genauer untersucht werden.

Auch wahnhafte Symptome können im Rahmen einer Depression auftreten, so z.B. überwertige Schuld- oder Versündigungsideen oder die unbegründete Annahme, an einer schweren körperlichen Erkrankung zu leiden.

Depressive Episoden können auch bei sogenannten bipolaren Störungen auftreten, bei denen im langfristigen Krankheitsverlauf auch manische oder hypomanische (abgeschwächte manische) Episoden vorkommen. Bei manischen Episoden kommt es phasenweise u.a. zu einer Steigerung von Antrieb, unnatürlich gehobener Stimmung und meist einem deutlich verminderten Schlafbedürfnis.

Philina Eli:

Wow. Einige von den Lesern werden mit dieser Antwort wohl nicht gerechnet haben. Ich muss zugeben, ich ebenfalls nicht. Ich leide seit knapp sechs Jahren an einer Depression, aber ich habe mich, selbst in der Therapie, nie so intensiv mit der Krankheit auseinandergesetzt, da ich immer die gleiche

Diagnose hatte. Bei mir änderten sich lediglich die Schweregrade. Man merkt, es ist eine sehr umfangreiche Krankheit!

In Ihrer Laufbahn als Arzt haben Sie sicher schon einiges erlebt. Haben Sie selbst mal Erfahrungen mit Depressionen machen müssen und wenn ja, wie sind Sie damit umgegangen?

Dr. K. Henkel:

Ich bin glücklicherweise bisher von dieser Erkrankung verschont geblieben, aber sie kann jeden von uns jeden Tag ereilen. Die meisten Menschen kennen depressive Gefühle und Zustandsbilder, auch wenn sie nicht gleich an einer Depression erkrankt sind. Quälend ist, wenn diese Zustände überhand nehmen, das ganze Denken und Fühlen verändern und auch körperliche Symptome verursachen. Aufgrund der großen Häufigkeit kennt bestimmt fast jeder in seinem Umfeld oder seiner Familie betroffene Personen. Zum Glück heilen die allermeisten Fälle ja komplett aus.

Philina Eli:

Sie sprechen gerade eine wichtige Frage an. Können Depressionen wirklich geheilt werden? Oder sind es nur die Symptome, die behandelt werden?

Dr. K. Henkel:

Die allermeisten depressiven Episoden sind heilbar. Eine individuelle Empfindlichkeit und genetische Ausstattung kann allerdings Voraussetzung sein, dass depressive Episoden unter bestimmten Konstellationen nach komplettem Rückgang erneut im Leben auftreten und wieder abheilen können. Man spricht dann von sogenannten rezidivierenden (wiederkehrenden) depressiven Störungen.

Bei einer Dysthymie oder Dysthymia bestehen abgeschwächte depressive Symptome über einen Zeitraum von mindestens zwei Jahren (bei Kindern ein Jahr). Auch wenn der Krankheitsverlauf bei diesem Störungsbild chronifizierter ist und der Heilungsprozess länger dauern kann, hat sich die Kombination aus psychotherapeutischen Verfahren und der Gabe von Antidepressiva als gut wirksam erwiesen. Einer Dysthymie kann sich auch eine depressive Episode auflagern, was man als „Doppeldepression" bezeichnet. Diese zusätzlichen depressiven Episoden sind grundsätzlich wie bei einer einmaligen oder rezidivierenden depressiven Störung heilbar.

Philina Eli:

Das ist eine gute Nachricht. So, wie sehr viele Betroffene, habe auch ich mich während der Therapie immer wieder gefragt, wann und bzw. ob ich je wieder gesund sein werde. Ich denke, es ist ein wichtiger Baustein, den ein Patient unbedingt wissen sollte, denn die Gewissheit lässt einen aufatmen.

Um eine Krankheit behandeln zu können, benötigt man erst einmal eine Diagnose. Welches sind die wichtigsten Anzeichen und Symptome einer Depression?

Dr. K. Henkel:

Die ersten Anzeichen sind natürlich individuell verschieden. Oft berichten Patienten als erstes von morgendlichem Früherwachen und Durchschlafstörungen sowie einsetzender Grübelneigung. Dann bestehen oft

Tagesmüdigkeit, Ruhebedürfnis, Erschöpfungsgefühl und eine verminderte Leistungsfähigkeit. Viele Betroffene können sich nicht mehr so freuen wie zuvor oder bemerken Interessenlosigkeit, ohne dass es einen plausiblen Grund für eine traurige Stimmung gibt. Auch besteht oft ein Appetitmangel, es gibt aber auch Formen gesteigerten Appetits. Es kann zum sozialen Rückzug kommen. Manchmal bemerkt das persönliche Umfeld die Problematik früher als man selbst.

Philina Eli:

Das Umfeld ist, aus meinen eigenen Erfahrungen, ein sehr schwieriges Thema. Können Sie den Lesern bzw. den Angehörigen und den Freunden Tipps geben, wie sie am besten reagieren sollten?

Dr. K. Henkel:

Es gibt einiges, worauf Angehörige achten sollten. Am wichtigsten ist jedoch, auf den Betroffenen einzugehen... Depressive Patienten brauchen Zuwendung. Oftmals werden die Symptome aus Scham oder aus der Angst, anderen zur Last zu fallen, nicht geäußert. Depressive Personen neigen zu

Rückzugsverhalten. Angehörige sollten versuchen, mit dem Betroffenen gemeinsam zu ergründen, ob es sich um eine normale und vorübergehende Reaktion auf Umweltfaktoren oder um eine Störung von Krankheitswert handelt. Im Zweifelsfall sollte der Betroffene ermutigt werden, professionelle Hilfe zu suchen und eine Diagnostik einleiten zu lassen. Insbesondere lebensmüde und suizidale Gedanken sollen erfragt und müssen ernstgenommen werden.

Philina Eli:

Wir wollen natürlich alle nicht, dass suizidale Gedanken in die Tat umgesetzt werden, daher sollte man schnell Hilfe suchen. Ab wann würden Sie einem Betroffenen denn raten, zu einem Arzt zu gehen?

Dr. K. Henkel:

Wenn die depressiven Symptome länger als zwei Wochen bestehen, ist dies ein Hinweis für eine ernste psychische Erkrankung. Dies sollte zum Aufsuchen eines Arztes Anlass geben. Natürlich sind auch ausgeprägte Begleitsymptome wie schwerer Schlafmangel oder Appetit- und ungewollter

Gewichtsverlust Warnzeichen. Sollten akute suizidale Gedanken bestehen, ist dies ein Notfall! In diesem Fall muss sofort fachspezifische Hilfe aufgesucht oder gerufen werden.

Philina Eli:

Wenn ein Betroffener in die Praxis bzw. in die Klinik kommt, wird ja erst eine Anamnese erstellt um zu schauen, welche Gründe dazu geführt haben, dass die Person depressiv ist. Kann man die Ursachen pauschalisieren?

Dr. K. Henkel:

Nein, das kann man leider nicht, denn das Auftreten einer Depression ist meist nicht nur auf eine Ursache zurückzuführen. Man geht von einer multifaktoriellen Genese (Kombination mehrerer Ursachen) aus. Es ist das Zusammenwirken verschiedener Faktoren anzunehmen. Nach dem sogenannten „Diathese-Stress-Modell" geht man von dem Zusammenkommen individueller, anlagebedingter (z.B. familiärer, genetischer) Faktoren und äußerer Stressfaktoren aus.

Auch körperliche Krankheiten (z.B. Schilddrüsenstoffwechselstörungen) oder Medikamente können Depressionen auslösen oder begünstigen. Deshalb ist zumindest bei vorliegendem Verdacht oder schwereren Verläufen eine umfassende ärztliche Diagnostik notwendig. Symptomatische affektive Störungen entstehen auch auf Grundlage von Gehirnerkrankungen, z.B. nach Schädelhirnverletzungen, Schlaganfällen oder Entzündungen des Gehirns.

Philina Eli:

Ich kann mir gut vorstellen, dass jeder Patient individuell verschieden behandelt wird. Kann man dennoch grob zusammenfassen, wie man die Krankheit am besten therapiert?

Dr. K. Henkel:

Ja, da haben Sie recht. Wir versuchen natürlich, die individuellen Ursachen, Umstände und Krankheitsausprägungen zu berücksichtigen, sodass jede(r) Patient eine möglichst optimal auf sie/ihn zugeschnittene Behandlung erhält. Im Groben kann man jedoch sagen, dass leichte depressive Episoden oft zunächst psychotherapeutisch behandelt werden können. Ab dem Schweregrad einer mittelgradigen depressiven Episode sollten zusätzlich spezifische Medikamente, vornehmlich Antidepressiva, zum Einsatz kommen. Manchmal werden Antidepressiva kombiniert oder es müssen verschiedene Präparate ausprobiert werden, um die optimale Wirkung bei minimaler Nebenwirkung zu finden. Auch finden in besonderen Fällen Stimmungsstabilisierer oder sogenannte „Neuroleptika" (Präparate, die auch bei Psychosen wirken) als Zusatztherapie Anwendung. Zunehmend steigt die wissenschaftliche Erkenntnis, dass auch körperliches Training wirksam in der Behandlung depressiver Störungen ist. U.a. werden dabei Nervenwachstumsfaktoren freigesetzt, die die Neubildung und Verknüpfung von Nervenzellen begünstigen. Sind körperliche Erkrankungen beteiligt, sollten diese ursächlich behandelt werden.

Philina Eli:

Dr. Henkel, Sie erwähnten gerade eine spezifische zusätzliche Behandlung mit Antidepressiva und anderen Medikamenten. Ich habe schon oft von anderen die Frage gehört: ‚Wie wirken diese Tabletten überhaupt? Machen sie abhängig? Haben sie Nebenwirkungen?' Was können Sie den Lesern, Betroffenen oder Angehörigen dazu sagen?

Dr. K. Henkel:

Die meisten antidepressiven Pharmaka wirken über die Verstärkung des Effekts von antidepressiven Botenstoffen im Gehirn, z.B. Serotonin, Noradrenalin oder Dopamin. Auch andere Wirkmechanismen wie Kopplung an Bindungsstellen für Melatonin (ein Überträgerstoff, der die Tag-Nacht-Rhythmik reguliert) oder antipsychotische Substanzen, die am Dopaminsystem wirken, haben antidepressive Effekte. Eine unbegründete Angst ist, dass Antidepressiva abhängig oder süchtig machen könnten. Dies tun sie nicht! Allerdings kann es bei einigen Präparaten leichte Absetzerscheinungen geben, weshalb die Dosis unter Begleitung des Arztes langsam ausgeschlichen werden sollte. Diese Symptome verschwinden allerdings innerhalb von ein bis zwei Wochen komplett.

Alle Interventionen können Nebenwirkungen machen, übrigens auch Psychotherapie. Bei den Medikamenten versucht man, durch gezielte Auswahl des Präparats diese Effekte auch zu nutzen, z.B. aktivierende Substanzen bei Antriebsmangel, sedierende bei starken Ängsten oder Schlafstörungen, appetitanregende bei Gewichtsverlust und Appetitlosigkeit, stimmungsstabilisierende bei rezidivierenden oder manisch-depressiven Störungen.

Philina Eli:

Ich hoffe, wir konnten einigen Betroffenen die Angst nehmen, dass Antidepressiva abhängig machen. Ich hatte anfangs dieselben Bedenken, da man ja nicht das ganze Leben darauf angewiesen sein möchte. Dennoch spielen Medikamente eine wichtige Rolle. Ich habe mir in der Klinik sagen lassen, dass man trotz erfolgreicher Therapie die Medikamente noch eine Weile nehmen muss. Wie denken Sie darüber?

Dr. K. Henkel:

Ja, da haben Sie völlig Recht. Nach komplettem Rückgang der Symptome einer depressiven Episode sollte die antidepressive Pharmakotherapie im Sinne einer Erhaltungstherapie noch mindestens vier bis neun Monate weitergenommen werden. Bei rezidivierenden depressiven Störungen sollte die Medikation noch zwei Jahre fortgeführt werden. Dabei sollte man auch die Nebenwirkungen der Medikation berücksichtigen. Das individuelle Rückfallrisiko und die Kombination mit einer Psychotherapie sollten im Einzelfall mit dem Therapeuten erörtert werden.

Philina Eli:

Medikamente sind ein Teil der Behandlung, doch welche Rolle spielt die Psychotherapie und welche Therapieansätze gibt es?

Dr. K. Henkel:

Zu einer erfolgreichen Behandlung gehören nicht nur die Medikamente, das ist wahr. Es gibt unterschiedliche Arten von Psychotherapie. Kognitive Verhaltenstherapie hat die Änderung von Denken, Gefühlen und Handlungen zum Ziel. Analytische und tiefenpsychologische Techniken sind eher aufdeckende Verfahren, die das Verständnis und die Modulation bestimmter unbewusster seelischer Vorgänge oder Konflikte zum Ziel haben. Diese drei Verfahren bilden die Richtlinienpsychotherapie, deren Kosten auch die gesetzliche Krankenversicherung übernimmt. Gut untersucht ist auch die sogenannte interpersonelle Therapie, die auf die Beziehungen des Betroffenen zu seinen Mitmenschen zentriert ist. Systemische Therapie berücksichtigt das Gesamtsystem im Lebensraum der Betroffenen. Neuere Therapieformen integrieren Aspekte von Achtsamkeit und Akzeptanz in die Therapie. Diese Aspekte kommen zum Beispiel auch bei der dialektisch-behavioralen Therapie zum Einsatz, bei der u.a. das konkrete Erlernen von Alternativen zum Spannungsabbau erfolgt. In den modernen Therapiekonzepten werden oft Elemente aus verschiedenen Therapierichtungen kombiniert (z.B. bei der sogenannten Schematherapie).

Philina Eli:

Oft hat die ambulante Therapie keinen Erfolg und man muss in die Klinik. Halten Sie einen Klinik-Aufenthalt grundsätzlich für vorteilhaft oder würden Sie den Betroffenen die ambulante Behandlung empfehlen?

Dr. K. Henkel:

Nicht grundsätzlich! Manchmal ist es effektiver, in seinem eigenen Umfeld zu verbleiben und ambulante oder tagesklinische Angebote wahrzunehmen. Es gibt aber einige Umstände, bei denen eine stationäre Aufnahme absolut notwendig ist. Zum Beispiel bei akuten Suizidgedanken besteht fast immer eine stationäre Behandlungsbedürftigkeit. Auch bei Zusatzerkrankungen wie z.B. Abhängigkeitserkrankungen oder akuten körperlichen Leiden ist oft ein stationärer Aufenthalt indiziert. In der Klinik kann eine intensive Diagnostik und Kombination verschiedener Therapiemodalitäten erfolgen. Auch kann es entlastend sein, nicht mehr tragbare Pflichten des Alltags vorübergehend abzugeben und somit die Grundlage für eine Erholung und Genesung zu schaffen.

Philina Eli:

Manche Betroffenen wollen gar nicht wissen und wahrnehmen, dass sie unter einer Depression leiden und versuchen, sich zu isolieren. Doch was könnten die Folgen einer nichtbehandelten Depression sein?

Dr. K. Henkel:

Folgen einer unbehandelten Depression kann eine Chronifizierung oder Verschlechterung des Zustandsbildes sein. Leider gibt es auch einen Prozentsatz von Erkrankten, der keine Perspektiven mehr sieht und suizidale Handlungen begeht. Dies ist insbesondere deshalb tragisch, weil Depressionen grundsätzlich heilbar sind. Auch können nicht behandelte Depressionen zu körperlichen Erkrankungen wie u.a. Herz-Kreislauf-Erkrankungen führen.

Bei schweren depressiven Episoden, die auf Medikamente nicht gut oder verzögert ansprechen, kann auch eine Elektrokonvulsionstherapie sehr wirksam sein. Hierbei wird gut kontrolliert und unter Vollnarkose ein ganz kurzer epileptischer Anfall ausgelöst, der aber wegen gleichzeitiger Anwendung von Muskelentspannungspräparaten nicht zu Verkrampfungen des Körpers führt. Dieses Verfahren ist sehr gut wirksam und verträglich und kann auch bei älteren Personen und sogar in der Schwangerschaft angewendet werden.

Philina Eli:

Wie ich höre, gibt es auch für "schwere" Fälle eine Lösung und man kann auch ihnen helfen. Das freut mich. In den Medien hört man immer wieder, dass Depressionen zunehmend zu einer Volkskrankheit werden. Übertreiben die, oder ist es realistisch?

Dr. K. Henkel:

Die Krankheit ist nach Angststörungen die zweithäufigste psychische Erkrankung. Innerhalb eines Jahres erkranken in Deutschland etwas mehr als 9% der Bevölkerung an einer affektiven Störung, also an einer depressiven oder manischen Erkrankung. Das sind etwa 6 Millionen Betroffene. Man geht davon aus, dass 15-20% der Deutschen mindestens eine depressive Episode im Leben erleiden.

Innerhalb der letzten 15 bis 20 Jahre konnte in Bevölkerungsstudien anhand von repräsentativen Stichprobenerfassungen kein eindeutiger Anstieg oder Abfall depressiver Störungen in Deutschland festgestellt werden. Es wird allerdings von Ärzten und Psychologen deutlich häufiger die Diagnose einer Depression gestellt als noch vor 10 oder 20 Jahren und Menschen werden deshalb häufiger berentet. Die steigende Häufigkeit der Diagnose könnte auch mit genaueren Diagnoseverfahren, geringeren Schwellen der diagnostischen Kriterien, einer höheren Akzeptanz und niedrigerer Stigmatisierung psychischer Erkrankungen und somit einer größeren Inanspruchnahme therapeutischer Angebote zusammenhängen.

Philina Eli:

Welche Personengruppe erkrankt häufiger? Frauen oder Männer? Und wie sieht das Ganze bei Kindern aus?

Dr. K. Henkel:

Frauen erkranken etwa doppelt so häufig an Depressionen wie Männer. Es wird u.a. ein hormoneller Einfluss vermutet. Bei Frauen gibt es auch die Besonderheit der Schwangerschaftsdepression, also einer Depression mit zeitlichem Bezug zur Geburt eines Kindes.

Depressionen treten bereits bei Kindern auf. Die Häufigkeit nimmt mit dem Alter zu. Die Diagnose ist bei Kindern etwas schwieriger zu stellen, da sie ihre

Beschwerden nicht so detailliert äußern. Oft werden von ihnen körperliche Symptome berichtet. Man geht davon aus, dass die Häufigkeit im Vorschulalter bei etwa 1% liegt, im Grundschulalter bei knapp 2% der Kinder. Bei Jugendlichen zwischen 12 und 17 Jahren wurden Zahlen zwischen 3 und 10% ermittelt.

Philina Eli:

Können psychische Erkrankungen wie Depressionen, Burnout etc. vererbbar sein? Und kann man ihnen vorbeugen?

Dr. K. Henkel:

Wie schon angedeutet, kann die Empfindlichkeit für die Entwicklung einer Depression vererbt werden, z.B. durch Besonderheiten im Stoffwechsel von Botenstoffen im Gehirn. Daher finden sich familiäre Häufungen von depressiven Episoden. Das heißt aber nicht, dass die Erkrankung dann auch bei jedem in der Familie auftritt. Bei „Burnout" sprechen wir derzeit nicht von einer psychischen Erkrankung. Es wird darunter eine Art Erschöpfungssyndrom verstanden, das aber prinzipiell auch in eine manifeste depressive

Episode übergehen kann. Oftmals spielen Umweltfaktoren wie individueller Stress eine große Rolle. Eine allgemeine Empfehlung für eine Prophylaxe gibt es nicht. Prinzipiell trifft für jeden zu, dass sie/er sorgsam mit sich umgehen und die eigenen Grenzen wahrnehmen sollte. Für Personen, bei denen wiederholte (sog. „rezidivierende") depressive Episoden auftreten, gibt es bestimmte Medikamente aber auch psychotherapeutische Maßnahmen, die die Wahrscheinlichkeit eines Rückfalls minimieren können.

Philina Eli:

Kommen wir nun zur letzten Frage bzw. zu einem Ratschlag oder Tipp. Welche Ratschläge können Sie den Lesern mit auf den Weg geben? Und an wen sollte man sich wenden, wenn man glaubt, unter Depressionen zu leiden?

Dr. K. Henkel:

Depressionen sind häufig. Es besteht inzwischen eine größere Akzeptanz dieser Störungen. Eine falsche Scham ist nicht angebracht. Zudem sind Depressionen gut heilbar. Deshalb sollte im Verdachtsfall aktiv Hilfe aufgesucht werden. Depressionen sollten u.a. wegen des nötigen Ausschlusses von organischen Erkrankungen vom Arzt diagnostiziert werden. Erster Anlaufpunkt kann der Hausarzt sein. Sollte sich der Verdacht auf eine Depression erhärten, sollte ein Psychiater oder Nervenarzt und ggf. ein Psychotherapeut hinzugezogen werden.

Philina Eli:

Vielen Dank! Es war ziemlich viel, doch ich bin mir sicher, dass es gern gelesen wird! Ich danke Ihnen, dass ich bei Ihnen in der Klinik sein durfte und freue mich, dass das so gut geklappt hat.

Dr. K. Henkel:

Ich danke Ihnen ebenfalls und freue mich, dass ich Ihnen helfen konnte.

Natürlich möchte ich euch noch etwas Wichtiges sagen.

Medikamente alleine bringen nichts.

Ihr fragt euch wieso?

Ich kann es euch sagen.

Die Therapie ist das Wichtigste von allen. Dazu gehören, klar, die Medikamente, aber auch die Änderungen deines privaten Umfelds. Die Gefahr lauert bei der Routine im Alltag, bei deinem Alltag, in dem es so weitergeht, wie es aufhörte. Dir kann es nur besser gehen, wenn du etwas änderst. Du solltest mehr „egoistisch" werden. Es ist wichtig, dass du auch mal an dich selber denkst. Dass du dir einen schönen Tag im Schwimmbad machst, oder einfach mal wieder shoppen gehst, ein Buch liest oder alles andere was dich entspannt und wo du sonst nicht allzu viel Zeit dafür hast.

Nimm dir Urlaub, triff dich mit Freunden, der Familie oder mit Anderen, die dir wichtig sind, gehe laufen und mach Sport, ändere, wenn notwendig, deine Ernährung und freue dich über Kleinigkeiten.

Erst wenn du etwas in deinem Leben änderst und dich an alle „Regeln" hältst, kannst und wirst du ein erfülltes Leben führen.

Ich möchte euch allen Betroffenen helfen und euch den Mut geben, diesen Schritt in eine Behandlung zu machen! Natürlich ist dies alles sehr unangenehm, anstrengend und bedeutet viel Arbeit, aber das ist bei jedem anderen Problem genauso. Ihr werdet merken, euch wird es schnell wieder besser gehen. Klar, macht jeder andere Erfahrungen, aber für mich und meinen Teil kann ich es euch nur empfehlen!

Ich habe es geschafft, aus dem Loch wieder raus zukommen und ich kann euch nur sagen, dass ihr es genauso schaffen werdet. Ich helfe euch gerne und werde auch gerne mit euch zusammen arbeiten, weil ich weiß, wie wichtig ist, eine/n FREUND/IN zu haben, die einen unterstützt.

Aufgepasst!

Ich habe zum Schutz meiner Freunde und allen anderen gegenüber, die Namen anonymisiert und durch „ausgedachte" Namen ersetzt. Der einzige Name der original sind, ist der meiner besten Freundin!

Fr.B.:

Ich danke meiner Lehrerin, weil sie mir den Mut gab, den ersten Schritt für die Behandlung zu gehen und dass sie den Weg mit mir zusammen gegangen ist.

S.E.:

Er ist wie ein großer Bruder für mich. Ich danke dir, dass du mich von Anfang an aufgebaut hast und mir Stärke zum Kämpfen gabst.

Fr.B.:

Ich danke meiner Psychotherapeutin, die mir während meines Aufenthaltes immer zur Seite stand und mir bei allen Problemen geholfen hat. Sie gab mir Mut und jederzeit Ratschläge.

Dr.W.:

Dr. W. ist ein sehr netter und kompetenter Arzt. Er weiß, wovon er redet und ist sich dessen sehr bewusst. Die Gesundheit steht an erster Stelle. Über seine hilfreiche Unterstützung und die Zeit, die er in die Patienten bzw. mich gesteckt hat, bin ich sehr dankbar.

Dies sind aber nicht die einzigen, denen ich danken möchte. Ich möchte allen anderen danken, die mir in den knapp 4 Monaten halfen und zu mir standen, wie zum Beispiel die vielen Freunde, die ich in der Klinik gefunden habe, oder aber meiner Familie, und meinen ganzen Freunden außerhalb, wie zum Beispiel meiner Freundin Jacky, meiner besten Freundin Moni und natürlich allen anderen Freunden!

Dank euch habe ich wieder Lebenskraft und den Willen, einiges besser zu machen, erhalten.

Ich möchte mich noch bei allen bedanken, die sich die Zeit genommen haben und mich in der Klinik und in der Zeit danach besucht haben und mir in jeder Situation geholfen haben und ein Dankeschön an diejenigen, die mein Buch gelesen haben! Ein ganz besonderes Dankeschön möchte ich meiner Freundin Jacky aussprechen. Wir kennen uns nun seit 17 Jahren und egal, in welcher Situation ich war, du warst immer für mich da! Ich liebe dich!

Ein weiteres dickes Dankeschön spreche ich meiner besten Freundin Moni zu, die mich, ganz egal wie schlecht es mir ging, immer wieder aus dem Loch geholt hat und mir zeigte, wie toll das Leben nur sein kann! Ich liebe dich!

Herstellung und Verlag:
BoD - Books on Demand, Norderstedt
ISBN 978-3-7347-6369-4